Anatomie et Physiologie Ayurvédiques

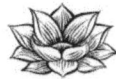

EIVS GmbH

Compilé par Vaidya Ātreya Smith
Couverture : www.theresabarzyk.com
Photographie de l'auteur : Girijā

Sūtra saṃskṛt de la couverture :
« *Le contact de Purusha avec les 24 Tattvas se poursuit tant que Purusha est sous l'influence de Rajas et de Tamas. Purusha se libère de Rajas et Tamas en vertu du Sattva, ce qui conduit à Moksha.* »
Caraka Samhitā, Sārirasthāna, 1.36

Vaidya Ātreya Smith, B.Sc., MA(ayu)
www.atreya.com
www.eivs.org

Publié par :

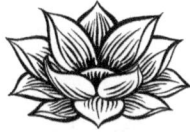

Éditions Turiya
EIVS GmbH
Dietikon, Suisse

ISBN : 978-2-918508-02-1

Livres de Vaidya Ātreya Smith

Prana the Secret of Yogic Healing, Samuel Weiser, 1996
Practical Ayurveda, Samuel Weiser, 1998
Ayurvedic Healing for Women, Samuel Weiser, 1999
Secrets of Ayurvedic Massage, Lotus Press, 2000
Perfect Balance, Avery Publishing, 2001
Ayurvedic Nutrition Course Textbook, Editions Turiya, 2001
Pañcakarma - Shodhana Chikitsā Textbook, Editions Turiya, 2003
Dravyaguna for Westerners, Editions Turiya, 2009
Ayurvedic Nutrition, CreateSpace, 2010
The psychology of Transformation in Yoga, CreateSpace, 2013
Ayurvedic Medicine for Westerners, Vol. 1; 2013
Ayurvedic Medicine for Westerners, Vol. 2; 2014
Ayurvedic Medicine for Westerners, Vol. 3; 2015
Ayurvedic Medicine for Westerners, Vol. 4; 2013
Ayurvedic Medicine for Westerners, Vol. 5; 2016
Ayur-Vidya Therapeutic Guide, CreateSpace, 2017

Livres traduits en français

Psychologie de la Transformation en Yoga, Editions Turiya, 2002
Pañcakarma - Shodhana Chikitsā, Editions Turiya, 2003
Traité de Diététique Ayurvédique, Editions Turiya, 2004
L'Ayurvéda pour les Femmes, Editions Turiya, 2007
Ayurvéda et Nutrition, Editions Turiya, 2011
Dravyaguna pour les Occidentaux, Editions Turiya, 2013
Anatomie et Physiologie Āyurvédiques, Editions Turiya, 2014
Pathologie et Diagnostic Āyurvédiques, Editions Turiya, 2014
Approche Thérapeutique de l'Āyurvéda, Editions Turiya, 2015
Traité de Diététique Āyurvédique, Editions Turiya, 2004 et 2016
Astrologie Védique : Vedāṅga Jyotiṣa, vol. 1, Editions Turiya, 2018
Application des traitements āyurvédiques, Editions Turiya, 2020

Avertissement

L'objectif de ce livre n'est pas de traiter, de diagnostiquer ni de prescrire. Les informations contenues ne doivent en aucun cas remplacer l'avis d'un médecin. Ce matériel éducatif est destiné à permettre à chacun d'entretenir sa propre santé selon la médecine traditionnelle de l'Inde. L'auteur et l'éditeur déclinent toute responsabilité concernant d'éventuelles plaintes concernant ce texte.

Clé de lecture des citations :

CS : Caraka Samhitā
AH : Astānga Hrdayam
SS : Suśruta Samhitā

Sthāna :
SU : Sūtrasthāna

AH.SU.1.11 = Astānga Hrdayam, Sūtrasthāna, Chapter 1, Sutra 11

Table des Matières

Introduction

Ce manuel d'Ayurvéda est le fruit d'un travail s'étalant sur dix-neuf ans. En tant que praticien depuis 1987 et formateur d'Ayurvéda depuis 1994, j'ai ainsi rassemblé un nombre considérable de sources, documents et supports pédagogiques tout au long de ces années de pratique. Tout document, des textes classiques indiens aux ouvrages rédigés par des Occidentaux, est passé par ma connaissance pendant ces années. Comme la plupart des professionnels dans tout domaine, nous avons tendance à préférer notre propre travail, vision, recherche, idées et concepts, surtout pour enseigner.

Ainsi, cette série de manuels de cours que je présente désormais sous forme de livres représente l'accumulation du support pédagogique dont je me suis servi pour enseigner à mes étudiants durant vingt ans. La plupart des textes d'Ayurvéda sont classiques et ne changent pas d'un traité à l'autre. Il existe cependant de légers détails apportés par chaque auteur qui se révèlent être très utiles pour les étudiants qui peinent à avoir une vision complète de cette science. Ainsi, ce manuel de cours que je présente ici s'intègre bien au niveau du plan supérieur des choses. De plus, chaque enseignant possède une vue différente des choses et une façon propre à lui de les exprimer, ce qui se révèle extrêmement utile pour bien apprendre.

Le Caraka Samhita (texte considéré par la plupart des érudits comme étant le plus ancien sur l'Ayurvéda) consiste en réalité en un dialogue entre des professeurs et leurs étudiants discutant de l'Ayurvéda, des questions sociales et de la vie en général. L'Ayurvéda est un ensemble de connaissances « ouvertes » qui changent selon la vision ou l'approche. Ce n'est assurément pas une conception fixe du système médical ni de la vie. Cette science s'est aussi transformée au cours du temps selon les différentes sociétés et cultures. Ainsi, tout professeur essayant d'inculquer à ses étudiants l'irrévocabilité de n'importe quel sujet déforme l'Ayurvéda et handicape ses étudiants, les privant de la poursuite d'études supplémentaires. Ce genre de concept se répercute souvent sur l'enseignant lorsque les étudiants finissent éventuellement par être désillusionnés par une telle information erronée.

L'Ayurvéda possède une riche tradition spirituelle car cette science est un Upaveda ou une des branches classiques de la connaissance védique. La tradition indienne est riche en mystères et il est préférable que l'étudiant découvre ces mystères de lui-même et non à « l'aide » d'un enseignant voulant se hisser sur le devant de la scène. Ma plus grande critique concernant ce genre d'enseignement est que cela empêche l'étudiant de rechercher d'autres options thérapeutiques. On leur enseigne des inepties telles que : « seul ce mantra provenant de feu mon professeur est à même de guérir cette maladie ». Ce type d'enseignement n'appartient pas à la tradition védique qui au contraire encourage les étudiants à une discussion et pensée créatives et non à des mantras et médecine magiques.

Je laisse maintenant le soin aux étudiants de décider si cette série de manuels de cours a du mérite ou non. J'ai reçu de l'aide de tous côtés durant ces vingt-sept dernières années à pratiquer l'Ayurvéda et je désire surtout remercier mes nombreux patients (qui ne liront probablement jamais cet ouvrage) de m'avoir soumis une immense variété de troubles et de maladies me permettant de développer mes connaissances et mon apprentissage. Grâce à la bénédiction de l'Ayurvéda, j'espère avoir pu les aider pour la plupart.

Vaidya Atreya Smith
2014

Je profite de cette occasion pour réviser et mettre à jour ce texte avec le matériel que j'utilise actuellement pour enseigner à mes étudiants. La section sur le Srotamsi a été entièrement révisée et un certain nombre de petites erreurs ont été corrigées pour cette 3ème édition.

Vaidya Ātreya Smith
Montreux
2020

Chapitre 1
Histoire de L'Ayurvéda

Il est impossible de commencer à étudier l'Ayurvéda sans explication et révision du contexte social et philosophie de ce système. Les Sages védiques qui ont codifié l'Ayurvéda durant des siècles ont « vu » le monde d'une façon spécifique. Cette vision est appelé *Darshana* en sanskrit et signifie littéralement : « voir ». Afin de comprendre le contexte dans lequel l'Ayurvéda est représentée en Inde, nous devons garder l'esprit ouvert à son précepte culturel de base qui établit que tout ce qui se produit dans la Création est vivant et habité d'une conscience intelligente. L'idée c'est que Darshana est un réseau – indiquant l'action et le mouvement du fait de « voir » - ce qui se révèle très important pour comprendre correctement la médecine ayurvédique. Cette action « de voir » associée aux six Darshanas signifie que la réalité peut être observée et étudiée. Cela correspond aux *Shaddarshana* ou aux six systèmes de la « philosophie indienne » :
1. Nasya Darshana
2. Vaisesika Darshana
3. Samkhya Darshana
4. Yoga Darshana
5. Purva Mimamsa Darshana
6. Uttara Mimamsa ou Vedanta Darshana

Ces systèmes traitent de quatre sujets :
1. L'existence et la nature de *Brahman* / la Conscience Pure / Dieu
2. La nature de *Jiva* / *Jivatman* ou l'âme individuelle
3. La création de *Jagat* ou le monde matériel
4. *Moksha* / libération ou illumination et les disciplines y conduisant

Ils peuvent être brièvement décrits comme suit :

1. Nyaya Darshana – fondée traditionnellement par *Akshapada Gautama* (6ème siècle av. JC), cette école de logique et d'épistémologie définit les règles du débat, les canons de preuves et des moyens acceptés de l'acquisition de la connaissance. Ses idées sont acceptées avec des modifications mineures par les autres écoles.

2. Vaisesika Darshana – l'école atomiste fondée par *Kanada* (3è siècle av. JC), a détaillé la réalité en six catégories : la substance, la qualité, l'activité, la généralité, la particularité et l'inhérence. L'univers est fait de neuf sortes de substances : la terre, l'eau, la lumière, l'air, le temps, l'espace, l'âme (*Jivatman*), et l'esprit. La Conscience Pure (Dieu) est considérée en tant que force fondamentale entraînant la conscience dans ces atomes par Sa volonté Divine.

3. Samkhya Darshana – exposée traditionnellement par *Kapila* (6ème siècle av. JC), cette école repose sur deux principes métaphysiques fondamentaux, *Purusha* (la Pure Conscience) et *Prakriti* (la Matière Latente) et est généralement considéré de nature dualiste. Prakriti consiste en trois Gunas ou qualités : *Sattva*, *Rajas*, and *Tamas*. La perturbation de Prakriti provoquée par Purusha initie un processus de création produisant à la fin tant le monde matériel que les facultés individuelles de l'être humain. Le Samkhya est considéré comme le plus ancien système orthodoxe de la pensée védique et existait avant que le Rishi Kapila l'ait érigé en système organisé. Il existe diverses

interprétations non dualistes telles que celles provenant du Yoga et du Vedanta Darshana.

4. Yoga Darshana – exposée traditionnellement par *Patanjali* (2ème siècle av. JC), cette école accepte la métaphysique du Samkhya pour expliquer la validité des processus yogiques décrits dans les Yoga Sutras et reconnait aussi le concept de *Ishvara*, un Dieu individualisé ou personnel. Le Yoga est défini comme « une cessation des modifications de la conscience » et est réalisé par une discipline comprenant huit étapes appelée *Astangayoga*. Le Samkhya confère une importance principale à *Tattwajnana* ou le questionnement sur la nature de la vérité tandis que le Yoga traite principalement des *Sadhana* ou disciplines spirituelles pour atteindre *Moksha*.

5. Purva Mimamsa Darshana – l'école du Purva (premier) Mimamsa est traditionnellement fondée par *Jaimini* (2ème siècle av. JC), et expose des principes sophistiqués pour interpréter les Védas. Ces principes sont principalement composés d'injonctions à effectuer des rituels. Son épistémologie et sa théorie de la connaissance furent élaborées pour montrer que les mots des Védas ont une validité éternelle et intrinsèque. Ce Darshana forme les bases des pratiques rituelles et des *Puja* hindous.

6. Uttara Mimamsa ou Vedanta Darshana – l'école de *Uttara* (dernier, ultérieur) Mimamsa, généralement connue sous le nom de *Vedanta* se concentre sur les enseignements philosophiques des *Upanishad* plutôt que sur les injonctions ritualistes des Brahmana, ces deux enseignements faisant partie des quatre Védas. Le Vedanta est une forme de *Jnana Yoga* en plus des quatre pratiques de Yoga basiques, les trois autres Yogas étant les *Raja Yoga*, *Bhakti Yoga* et *Karma Yoga*. Le Vedanta met l'accent sur l'individu à la recherche du chemin du discernement de la vérité à partir de la non-vérité. Pour certains érudits, ce Darshana englobe les quatre Yogas. Le *Rishi*

Badarayana est partisan de ce Darshana et l'auteur des *Brahma Sutra* basés sur les Upanishads.

Les deux premiers Darshanas sont souvent classifiés comme étant "matérialistes" parce qu'ils traitent de la logique, de méthodes adéquates pour acquérir la connaissance, de l'univers physique, etc. Ce qui n'est pas tout à fait exact puisque la logique est aussi utilisée pour prouver l'existence d'un principe divin ou d'une Conscience Pure. La plupart de ces Darshanas sont attribués à un sage ou Rishi, ce qui ne s'avère pas tout à fait exact. Chaque vision de la création est citée d'une manière ou d'une autre dans les Védas et fait partie de la pensée védique. Le Rishi auquel on attribue cette vision est le dernier à l'avoir érigée dans sa forme présente ; cela se révèle particulièrement exact pour le Samkhya, le Yoga et les Yoga Darshanas.

Les six Darshanas acceptent tous que la réalité puisse être observée et étudiée. Ainsi, il existe un principe intelligent et conscient capable d'effectuer cette observation. Le principe fondamental à la base de ces Darshanas est qu'il existe une Conscience Pure qui imprègne l'univers. Que l'on accepte ou non ce concept est immatériel. L'important c'est que la médecine ayurvédique soit basée sur la connaissance infaillible que la nature est une intelligence consciente active. Cette intelligence s'imprègne de plus en plus profondément dans la matière lors du processus de manifestation de la matière. L'anatomie et la physiologie ayurvédiques reflètent cette intelligence. Essayer d'aborder l'Ayurvéda sans cette compréhension conduit à de nombreux et profonds malentendus. Ainsi, l'étude de cette science physique devrait commencer tout d'abord par l'étude de la façon dont le corps se manifeste.

La médecine ayurvédique utilise les six Darshanas d'une certaine mesure mais plus principalement les trois premiers : *Nyaya, Vaisesika,* et *Samkhya.* Parmi les trois Darshanas, le Samkhya est la vision principale de la création telle qu'elle est utilisée en Ayurvéda. Le Samkhya est le Darshana le plus ancien et le plus utilisé parmi les six dans la pensée védique et l'Ayurvéda n'est pas une exception. Le Samkhya apporte de nombreux concepts fondamentaux pour pratiquer correctement l'Ayurvéda en tant que système médical.

L'Histoire

Les origines de l'histoire indienne se sont estompées avec le temps. La tradition orale de l'Inde nous informe que les bases de la culture indienne sont présentées dans les Védas qui consistent en quatre groupes de vers ou hymnes ; les *Rig Veda*, *Yajur Veda*, *Sama Veda* et *Atharva Veda*. Ils sont connus en tant que « *Apaurusheya* » ce qui signifie qu'ils ne proviennent pas de l'esprit humain mais qu'ils sont plutôt considérés émanant de l'esprit divin ou *Atman*. Ils sont éternels et n'ont ni commencement ni fin. Ensemble, ils forment ce que nous appelons le « *Sanatana Dharma* » ou la « Vérité éternelle ». Ainsi, les Védas ne se limitent pas à une période spécifique de l'histoire ou de la préhistoire telle qu'elle a été comprise et définie à l'époque coloniale par les historiens.

Mon professeur m'a enseigné que l'époque védique actuelle remonte à plus de 40 000 ans. Il est important de comprendre que l'Inde est une culture basée sur la tradition orale et non sur la tradition écrite. L'histoire de l'Ayurvéda est enveloppée de mystère parce que la culture indienne considérait l'écriture comme une méthode inférieure pour enregistrer les faits. Les Indiens sont connus pour pouvoir mémoriser 40 000 à 200 000 *sutra* (vers ou hymnes) et les réciter sans faille à l'aide d'une intonation et de mètres parfaits. Un maître dans cet art peut non seulement réciter ces vers de manière parfaite mais peut aussi les réciter à l'envers en partant de la fin du texte jusqu'au commencement et sans aucune erreur !

A cause de cette façon d'apprendre et d'enregistrer les faits historiques, il existe peu de textes écrits par les Indiens eux-mêmes sur l'Inde ancienne. Malheureusement, certains érudits occidentaux induits en erreur essayent de dater les textes indiens et ayurvédiques par l'examen du style du sanskrit écrit. C'est une grave erreur lorsqu'on essaye de comprendre les origines de tout ce qui touche à l'Inde. L'écriture est relativement récente en Inde et limite donc les Védas, l'Ayurvéda et les autres connaissances qui remontent à plusieurs milliers d'années. Le véritable problème est que l'ego chrétien, à la base de la culture occidentale, ne peut pas admettre qu'une culture ait été civilisée 20 000 ou 30 000 années avant la première culture occidentale. Donner ne serait-ce qu'un zeste de validité à la tradition orale indienne signifierait que la Bible et la chronologie chrétienne sont incorrectes. L'ego occidental ne pouvant pas supporter cette idée trouve donc toutes sortes de méthodes pour discréditer la tradition orale vivante de l'Inde.

Nous avons une grande connaissance de l'Inde ancienne à travers les Chinois et les Perses qui étaient de grands écrivains et historiens. Ainsi, la plupart des informations écrites concernant l'Inde ancienne et l'Ayurvéda proviennent soit des marchands ou des érudits et pas nécessairement des médecins. Selon les rapports des Chinois, il nous est possible de conclure que l'Ayurvéda ait commencé à être exercée en tant que système de santé publique avant 3 000 avant J.C. Ces dates sont confirmées par les découvertes archéologiques des dix dernières années qui ont mis à jour des villes datant de plus de 7000 années avec tout un système sanitaire : plomberie, salles de bains et égouts pour éliminer les déchets.

A travers l'histoire de la médecine, il est clair que la découverte la plus importante concernant la santé de l'humanité n'ait pas été les vaccins mais plutôt l'hygiène publique. Il est par conséquent illogique de supposer que le système de santé dans son ensemble, dans les villes anciennes, était une manifestation arbitraire de pur hasard. De plus, il est clairement stipulé dans le texte le plus ancien d'Ayurvéda, le *Caraka Samhita*, que l'Ayurvéda s'est développée parce que les sages de cette période, qui ont été témoins du regroupement de la population dans les environnements urbains, étaient extrêmement concernés par la santé générale et le bien-être du peuple. L'Ayurvéda s'est développée par le biais des besoins physiques et sociologiques de l'humanité à cette époque et dans ce lieu.

Le mot Ayurvéda provient de deux mots : *Ayur* provenant de la racine *ayus* et signifiant « vivre » ou « la vie », et *Veda* provenant de la racine *vid*, « connaître » ou « la connaissance ». Ces deux mots forment le mot Ayurvéda ou la connaissance de la vie. Littéralement, ayur dans ce contexte signifie la longévité, ainsi la meilleure définition est « la connaissance de la longévité » ou « la connaissance de la vie ».

Les origines divines

Selon la tradition orale, l'Ayurvéda a une origine divine. Il est mentionné que l'Ayurvéda n'a ni commencement ni fin. La connaissance divine n'a ni commencement ni fin. L'Ayurvéda réside dans l'intelligence cosmique éternelle ou Atman. L'Ayurvéda a été transmise aux saints et aux sages (les Rishis) qui ont obtenu cette connaissance par le biais de la méditation et de l'interaction avec les dieux.

La tradition orale de l'Ayurvéda nous informe que cette science puise son origine dans Atman sous forme de pensée de Brahma, le créateur. Il l'a transmise à Daksha Prajapati. A partir de Prajapati, toute la connaissance fut transmise aux *Ashwini Kumara* qui étaient les dieux jumeaux médecins des *Deva* ou les êtres divins du *Devaloka* (qui sont généralement traduits par dieux et paradis sans toutefois avoir la même connotation que celle de la culture chrétienne).

Les dieux Ashwini Kumaras ont offert l'Ayurvéda au Seigneur *Indra*, le roi des dieux de la mythologie védique. Indra a alors enseigné à trois grands médecins qui sont devenus ses disciples ; le *Rishi Bharadvaja*, le *Rishi Kashyapa* et le *Rishi Dhanvantari*. Indra a présenté l'Ayurvéda au Rishi Bharadvaja sous forme de tri-sutras qui consistent en étiologie ou la science des causes des maladies, symptomatologie ou l'étude et l'interprétation des symptômes et en traitements cliniques.

Nous retrouvons les hymnes védiques associés à l'Ayurvéda dans le *Rig Veda*. Ces vers des Rig Veda, qui sont la source première de l'Ayurvéda, se réfèrent au *Panchamahabhut* (les cinq catégories de la matière) et aux trois Doshas ou forces primaires de Prana / Vata (air, vent), Agni / Pitta (feu) et Soma / Kapha (eau) qui constituent les principes fondamentaux de l'Ayurvéda.

Toutefois, c'est dans l'*Atharva Veda*, le plus récent des quatre Védas que l'on retrouve de nombreuses références à la médecine. L'Atharva Veda contient non seulement une importante source de connaissance se référant à la vie pratique, la religion et la magie mais inclut également des descriptions de l'anatomie, des traitements médicaux et l'explication de certaines maladies. C'est vers 10 000 avant notre ère que les *Sama Veda* et *Yajur Veda*, les second et troisième Védas, ont été élaborés. On retrouve les chants de mantras et l'accomplissement de rituels respectivement dans ces deux Védas. Ce fut après 10 000 avant notre ère que l'Arthava Veda fut rédigé. L'Ayurvéda est un *Upaveda* (une sous-partie) de ce Véda. Il est ainsi considéré comme une sous-branche de la connaissance védique et est par conséquent sacré. Cette période védique de l'Ayurvéda provient des trois Rishis qui furent tirent leur enseignement d'Indra.

Le Rishi Bharadwaj avait un disciple principal nommé *Atreya Punarvasu*. Ce disciple, Atreya Punarvasu, est à l'origine du texte le plus ancien d'Ayurvéda, le *Caraka Samhita*. Le disciple principal d'Atreya s'appelait *Acharya Agnivesha*. Ce fut lui qui a élaboré le principal texte ayurvédique de médecine interne qui fut révisé et compilé par son étudiant, *Acharya Caraka*. C'est ainsi que le texte est connu de nos jours sous le nom de Caraka Samhita.

Dieu de la médecine en Inde, *Dhanvantari* est considéré comme une incarnation de *Vishnu*, le sauveur de l'humanité. Le *Rishi Sushruta* fut le célèbre disciple de Dhanvantari et a écrit le texte le plus important sur la chirurgie qui comprend la connaissance de la chirurgie prothétique ayant pour but de remplacer les membres, la chirurgie esthétique ainsi que la chirurgie du cerveau. Il est célèbre pour son innovation de la chirurgie esthétique du nez ou la rhinoplastie, méthode toujours enseignée de nos jours.

L'une des six branches du *Darshana* indien (signifiant littéralement « une manière de voir la réalité ») appelée *Samkhya Darshana* énonce qu'il y a 24 éléments (*Tattva*), qui constituent tous les fondements de la matière brute ; la terre, l'eau, le feu, l'air et l'éther. Ces cinq états de la matière (*Panchamahabhuta*), en différentes combinaisons, constituent les trois doshas ; *Vata Dosha* (air et éther), *Pitta Dosha* (feu et eau) et *Kapha Dosha* (terre et eau). Les théories du Panchamahabhuta et des Tridoshas sont les facteurs clés de l'Ayurvéda en tant que science thérapeutique. Les concepts codifiés du Samkhya Darshana se retrouvent dans les Védas et font partie intégrante de l'Ayurvéda.

Bien que l'Ayurvéda ait vu le jour en tant que Upaveda indépendant de l'Atharva Veda, cette science est aussi étroitement liée aux autres Védas. Le Yajur Veda, recommandant des rituels pour pacifier les Panchamahabhuts afin de guérir tant l'Être Cosmique (Atman) que l'âme individuelle (Jiva Atman), est lié à l'Ayurvéda dans ses principes et régulations de mode de vie. L'Upadeva appelé *Dhanur Veda* (les arts martiaux) et l'Ayurvéda se réfèrent tous deux l'un à l'autre dans le traitement des *Marma* ou points sensibles du corps.

L'histoire consignée

Aux environs de 2000 à 3000 avant J.C., l'Ayurvéda était définie en deux écoles distinctes : l'école d'Atreya, école de Médecine Interne et l'école de Dhanvantari, Ecole de Chirurgie. Ces écoles ont fait de l'Ayurvéda une science médicale plus systématiquement classifiée. Elles ont codifié leurs enseignements en élaborant des textes (le Caraka Samhita et le Sushrut Samhita). C'est lors de ce processus de codification qu'elles passèrent de la tradition orale à la tradition écrite aux alentours de 2000 à 1000 avant J.C.

Bien que l'Ayurvéda ait été pratiquée depuis bien plus

longtemps, c'est à partir de cette période qu'elle est devenue un Véda indépendant. Huit branches ou divisions d'Ayurvéda furent clarifiées et appelées *Ashtanga Ayurveda* :

1. Kayachikitsa (Médicine Interne)
2. Shalakya Tantra (Traitement de la tête, Ophtalmologie et Oto-rhino-laryngologie)
3. Shalya Tantra (Chirurgie)
4. Agada Tantra (Toxicologie)
5. Bhuta Vidya (Psychiatrie)
6. Kaumarabhritya (Pédiatrique)
7. Rasayana (Rajeunissement ou anti-âge)
8. Vajikarana (Science de la fertilité).

Vers 500 après J.C., Acharya Vagbhatta a compilé le troisième traité essentiel en Ayurvéda, l'*Ashtanga Hridaya*. Ce traité consiste en connaissances provenant des deux écoles précédentes d'Ayurvéda : l'école de médecine interne (Caraka) et l'école de chirurgie (Sushruta). En soi ce n'est pas une présentation de l'Ayurvéda entièrement nouvelle. L'auteur, Acharya Vagbhatta, a analysé tant Caraka que Sushruta et les a présentés d'une manière logique qui s'avère plus accessible que les textes précédents.

Ces anciens textes sacrés (*Samhita*) - Caraka Samhita, Sushrut Samhita et Ashtanga Hridaya sont connus sous le nom de *Brihattrayi* (Triade Majeure) et forment la connaissance la plus importante en médecine ayurvédique de nos jours.

Des siècles plus tard, d'importantes informations sur la pathologie, le diagnostic, les plantes médicinales, les minéraux et l'alimentation furent publiées dans trois textes appelés *Madhava Nidana, Bhava Prakasha* et *Ashtanga Sharangdha*. Ensemble, ils forment le *Laghutrayi* (la Triade Mineure) et constituent le deuxième groupe principal des manuels d'enseignement de la médecine ayurvédique.

De 500 à 1900 après J.C., seize importants *Nighantu* ou textes supplémentaires sur l'Ayurvéda tels que Dhanvantari Nighantu, Raja et Shaligram parmi d'autres furent rédigés en incorporant de nouveaux remèdes, davantage d'applications, éliminant des remèdes anciens et identifiant des substituts.

Des preuves historiques montrent que l'Ayurvéda avait influencé presque tous les systèmes médicaux du monde antique. Les Egyptiens se sont familiarisés avec l'Ayurvéda longtemps avant l'invasion d'Alexandre, au 14ème siècle avant J.C., par le biais de leurs échanges commerciaux avec l'Inde. Les Grecs et les Romains en ont pris connaissance après l'invasion d'Alexandre le Grand. La forme *Unani* de tradition médicinale provient de l'interaction entre les cultures perses, grecques et indiennes. De 100 à 300 après J.C., l'Ayurvéda s'est répandue vers l'est par l'intermédiaire du bouddhisme et a grandement influencé les systèmes médicaux tibétains et chinois. Vers 323 avant J.C., Nagarjuna, le grand religieux du Bouddhisme Mahayana et une autorité en Ayurvéda a rédigé un commentaire sur le Sushruta Samhita. En 800 après J.C., l'Ayurvéda fut traduite en arabe. Les deux médecins islamiques *Avicenna* et *Razi Serapion*, qui sont à l'origine de la tradition médicale européenne, ont strictement suivi l'Ayurvéda. Même *Paracelse*, considéré comme le père de la médecine occidentale contemporaine a suivi les préceptes de l'Ayurvéda.

C'est environ à partir de 1000 après J.C. que l'Ayurvéda a commencé à souffrir des multiples invasions mongoles qui ont été suivies par le règne de l'empire britannique qui a radicalement anéanti la pratique ayurvédique. Durant des siècles de règne colonial, les institutions ayurvédiques n'ont pas été soutenues officiellement. En réalité, la plupart des pratiques ayurvédiques ont été strictement interdites. Une grande partie des cliniques importantes et de la connaissance théorique ont disparu durant cette période. Les experts des divers domaines de l'Ayurvéda ; les spécialistes en plantes médicinales, en processus de purification, en diagnostic et en autres domaines ont perdu contact entre eux. Le plus significatif, le rôle central de la conscience, de la méditation et autres techniques de l'esprit, a été temporairement éclipsé par l'influence occidentale européenne. A un certain moment, pendant l'occupation britannique, on coupait les mains des médecins ayurvédiques lorsqu'ils étaient pris en train de pratiquer l'Ayurvéda.

Aux 10ème et 12ème siècles, lorsque l'Inde fut occupée par les envahisseurs musulmans, ces derniers ont apporté avec eux leur propre médecine, Unani, un mélange de systèmes médicaux islamique et grecque. C'est durant cette période que la popularité de l'Ayurvéda a commencé à décliner. Les systèmes Unani et d'Ayurvéda, qui se sont mutuellement influencés à partir de 400 à 1200 après J.C., sont tous deux pratiqués de nos jours en Inde. Aux 13ème et 14ème siècles, le *Sarngadhara Samhita* fut écrit par Acharya Vagbhatta qui a introduit de nouveaux traitements et a décrit de nouveaux syndromes. Durant la période du roi *Akbar*, gouverneur libéral musulman, l'Ayurvéda s'est épanouie par le biais d'un libre échange d'idées entre les médecins occidentaux et indiens. Pendant l'occupation britannique, l'Ayurvéda a décliné au profit de la médecine occidentale. C'est à la fin du 20ème siècle que l'intérêt pour l'Ayurvéda s'est à nouveau développé. En 1947, lorsque l'Inde a gagné son indépendance et s'est libérée des Britanniques, l'Ayurvéda fut reconnue comme une forme officielle de médecine avec l'allopathie, l'homéopathie, la naturopathie, les systèmes Unani, Siddha et la thérapie du Yoga.

Lorsque l'Inde a pris son indépendance en 1947, la confusion régnait en Ayurvéda parce qu'il y avait une grande variété de critères de qualité et de conflits d'opinion. Un nouvel esprit de fierté nationale a stimulé sa renaissance. En 1971, l'Ayurvéda fut déclarée officiellement comme faisant partie du système de santé médical indien, qui était auparavant exclusivement un système occidental. Pourtant, les experts ayurvédiques considéraient que l'Ayurvéda n'était plus ce qu'elle avait été auparavant. Certains domaines qui furent consignés dans les textes anciens sont essentiellement indisponibles ou manquants.

La situation actuelle de l'Ayurvéda en Inde s'annonce encourageante. Pendant des siècles, l'Ayurvéda a été coupée de ses racines holistiques spirituelles du corps / esprit par les pouvoirs occidentaux alors en place. L'intérêt actuel de l'Ayurvéda suscité par les Européens et les Américains (du nord et du sud) a initié un mouvement de renouveau.

Malheureusement, le majeur problème dont se heurte l'Ayurvéda en Inde concerne le système d'éducation archaïque. Le programme d'enseignement établi de 1947 à 1949 n'a jamais été ni revu ni corrigé et il s'avère que la moitié des études allopathiques sont mêlées aux études ayurvédiques. Il en résulte un mélange qui n'est ni de l'Ayurvéda, ni de l'allopathie. Le Ministère de la Santé doit revoir et mettre à jour les statuts de l'Ayurvéda afin qu'elle soit à la hauteur de son potentiel en Inde.

La section de Sutrasthana du Caraka Samhita énonce que :

« *Les trois éléments − le corps, l'esprit et l'âme − sont semblables à un tripode, le monde étant soutenu par leur combinaison ; ils constituent la substance de tout. La combinaison de ces trois éléments est Purusha. C'est ce qui constitue le sujet d'étude de l'Ayurvéda pour lequel ces enseignements ont été révélés.* » (1.46-47)

Les trois textes classiques de l'Ayurvéda

Caraka Samhita

Le Caraka Samhita est considéré comme le texte le plus ancien rédigé sur l'Ayurvéda et celui qui fait le plus autorité de nos jours. Ce Samhita contient 8400 versets métriques en sanskrit. Il explique aussi la logique et la philosophie sur lesquelles repose ce système médical. La biographie détaillée du sage Caraka est inconnue. Chose intéressante, ce n'est pas le texte original d'une seule personne. Comme toute connaissance védique, ce texte est une continuation et un renouvellement de cet éternel ensemble de connaissances. En fait, Caraka a réécrit l'*Agnivesa Samhita* (version révisée de l'Atreya Samhita). La forme actuelle disponible du Caraka Samhita fut à nouveau réécrite par le sage *Drdhabla* (environ 400 après notre ère) longtemps après la mort du sage Caraka.

Caraka a suivi l'école *Atreya* de Médecine Interne, qui traite principalement des traitements par l'application des remèdes en usage interne ou externe. Bien que le Samhita contienne toute la connaissance théorique de l'Ayurvéda, il met l'accent sur la guérison du corps, de l'esprit et de l'âme du patient de la manière la moins envahissante possible appelée *Kayachikitsa*. Il a ainsi accordé une grande importance sur la partie du diagnostic du traitement. Il a identifié huit stades de la maladie, de son commencement à son résultat. Caraka a aussi accordé une grande importance au moment et à la manière de récolter les plantes médicinales.

Selon Caraka, la science dépend de *Yukti* – la qualité de l'intellect nous permettant de percevoir les phénomènes manifestés dans l'existence par une multiplicité de causes. Ainsi, il n'est pas surprenant qu'une grande partie du traité de Caraka Samhita soit sous forme de symposium où un groupe d'experts en Ayurvéda discute d'une série de sujets. Cela signifie que la science de l'Ayurvéda est une matière constamment vérifiée, corrigée et authentifiée par une communauté active de médecins. Le Samhita décrit le développement graduel du fœtus dans la matrice dans les moindres détails de précision et de connaissance correspondant à la version médicale moderne.

Caraka a cherché à corriger l'élément de feu ou Agni dans la fonction digestive. Il a essayé de transformer le processus chimique dans les cellules à l'aide de méthodes purificatrices et d'application médicinales. Dans une perspective plus vaste, Caraka a mis l'accent sur la santé et la longévité dans le but d'établir un équilibre entre notre être physique et spirituel.

Sushruta Samhita

Sushruta, célèbre en tant que père de la chirurgie plastique, a écrit le texte le plus authentique sur la pratique de la chirurgie ayurvédique. Il représente l'École de Chirurgie de Dhanvantari. Son Samhita aborde en détails la pratique de la chirurgie prothétique pour le remplacement des membres, la chirurgie plastique du nez et autres parties du corps, les césariennes et les fractures multiples. Le travail original de Sushruta semble avoir été révisé et complété par Nagarjuna entre le 3ème et 4ème siècle avant notre ère. Le Sushruta Samhita est à la fois écrit en prose et en vers ; la majeure partie étant écrite en vers. Il est dit que ces travaux ont aussi été rédigés d'après la transmission orale de ce sujet de génération en génération.

On pense que cette branche de médecine a vu le jour en partie avec les exigences dues à la guerre. L'épopée du *Ramayana* mentionne de remarquables prouesses chirurgicales ayant eu lieu dans le passé.

Ces travaux sont uniques car ils appréhendent le sang en tant que quatrième principe doshique. Ce sont les premiers travaux qui énumèrent et analysent les sous-types Pitta. Sushruta détaille environ 125 instruments chirurgicaux qu'il utilise et qui sont principalement faits de pierre, de bois et autres matériaux naturels. Le Sushruta Samhita présente de nombreuses innovations en chirurgie ayurvédique. L'emploi de *Shalaka* – signifiant des corps étrangers (ici, des tiges ou une sonde, etc.) sont mentionnées par Sushruta. Certaines classifications énumérées dans le Sushruta Samhita ne sont même pas mentionnées dans la science médicale moderne.

Sushruta a examiné environ 72 maladies des yeux. Il a spécifié des cures thérapeutiques pour divers types de conjonctivites et de glaucomes ainsi que des procédures chirurgicales pour la cataracte, le pterygium, les maladies des oreilles, du nez et de la gorge. Il est en fait le premier chirurgien de l'histoire de la médecine ayant traité de façon systématique et minutieuse la structure anatomique de l'œil.

Ashtanga Hridaya

L'*Ashtanga Hridaya* est accepté comme étant le troisième traité le plus important sur l'Ayurvéda. Il fut écrit vers 500 après notre ère. C'est le rishi *Vagbhata* qui a compilé ce Samhita. Il contient la connaissance regroupant les deux écoles d'Ayurvéda – l'école de chirurgie et l'école de médecine interne.

Il existe d'autres travaux similaires appelés *Ashtanga Samgraha* appartenant à la même période. La somme de ces travaux est légèrement plus importante que celle de l'Ashtanga Hridaya et ils étaient écrits en vers tandis que ces derniers étaient écrits en prose. Il est admis qu'ils proviennent soit de deux travaux d'une même personne ou de deux personnes ayant le même nom. Toutefois, ces deux travaux ont vu le jour après les Caraka et Sushruta Samhitas.

L'Ashtanga Hridaya traite principalement de Kayachikitsa et en plus, décrit en détail de nombreux traitements chirurgicaux. Les sous-types Kapha ont été énumérés et décrits en premier dans ce Samhita, complétant des explications exhaustives de Vata, Pitta, Kapha et de leurs cinq sous-types.

Ashtanga Hridaya semble mettre l'accent sur l'aspect physiologique du corps plutôt que sur l'aspect spirituel contrairement à ses équivalents : les Caraka et Sushruta Samhitas. Malgré cet aspect, la qualité et l'étendue de ses études sur l'Ayurvéda en font des travaux méritant d'être étudiés. La tradition en cours actuellement en Inde stipule que les étudiants doivent commencer par étudier l'Ashtanga Hridaya et terminer par l'étude du Caraka Samhita.

Chapitre 1 - Questions d'étude

1. Pourquoi est-ce difficile de définir des dates historiquement en Ayurvéda ?

2. Quelles sont les cultures qui ont gardé des traces des périodes les plus anciennes du développement de l'Ayurvéda ?

3. Quelle a été la découverte la plus importante pour la santé de l'humanité ?

4. Il est dit que l'Ayurvéda a des origines divines ; à qui Brahma a-t-il enseigné en premier ?

5. Que signifie Upaveda ?

6. Que signifie Astanga Ayurveda ?

7. Quelle est le concept le plus important du Samkhya Darshana ?

8. Pourquoi le Samkhya est-il appelé philosophie ?

9. Pourquoi est-ce important d'apprendre la vision Samkhya de la création ?

Vaidya Atreya Smith

Chapitre 2
Les Vingt Attributs, les Cinq Éléments
et les Trois Gunas

Afin de reconnaître la matière, il existe en Inde un système d'identification. Ce système est lié à la nature dualiste de la manifestation et représente les aspects « masculin/féminin » ou « négatif/positif » de la polarité au sein de la création. Ce système emploie les qualités ou « attributs » (Guna) de toute substance pour le comprendre. Ces « attributs » existent sous forme de dix paires et tous les objets ou états sont classés dans une de ces paires. Cette liste n'est pas aussi exhaustive que celle qu'on peut trouver pour d'autres paires, mais ces paires-ci d'opposés sont considérées comme primordiales et importantes pour la compréhension des qualités de la création.

Ces vingt qualités (appelées les *Gurvadi Guna*) sont des subdivisions des trois Gunas (attributs) de Prakriti, ou du Maha Guna : Sattva, Rajas et Tamas. C'est à partir de l'interaction de ces trois attributs primaires que se manifestent les dix paires d'opposés. Elles sont donc directement liées à Prakriti, la matière latente. Elles sont utilisées de façon spécifique pour la classification de la matière à tous les niveaux. En Ayurvéda, elles sont utilisées pour comprendre à la fois les aspects structuraux et fonctionnels ; par exemple les cinq états de la matière et leur dosha les contrôlant.

La véritable clé pour pratiquer la médecine ayurvédique est d'utiliser les Guvardi Gunas dans les pathologies, le diagnostic et les traitements. Cela prend du temps pour les comprendre et les mémoriser. Une fois ces paires acquises, l'application clinique de l'Ayurvéda est très facilitée.

Tableau ci-dessous décrivant les dix paires d'attributs :

Français	Sanskrit	Français	Sanskrit
Froid	*Śīta*	Chaud	*Uṣṇa*
Onctueux/Humide	*Snigda*	Sec	*Rūkṣa*
Lourd	*Guru*	Léger	*Laghu*
Grossier	*Sthūla*	Subtil	*Sūkṣma*
Dense	*Sāndra*	Propagation/Fluide	*Sara /Drava*
Statique	*Sthira*	Mobile	*Cala*
Émoussé/Lent	*Manda*	Pénétrant/Rapide	*Tīkṣna*
Mou	*Mṛdu*	Dur	*Kaṭhiṇa*
Doux	*Ślakṣna*	Rugueux	*Khara*
Terne/Visqueux	*Picchila*	Clair/Non Visqueux	*Viśada*

Selon les textes classiques, voici comment les vingt attributs sont liés à leur source – les trois Maha Guna (attributs) de Prakriti (matière).

Analyse des vingt attributs

1. **Froid** (*Śīta*) diminue Pitta et augmente Kapha et Vata. Tous les éléments sauf le feu ont tendance à être froids. Alors que les éléments lourds, tels que la terre et l'eau, contiennent de la chaleur tout en pouvant la retenir, les éléments légers tels que l'air et l'éther tendent à la disperser.

2. **Chaud** (*Uṣṇa*) est lié au feu et à Pitta, il est son attribut principal. Le chaud augmente Pitta et diminue Kapha et Vata.

3. **Onctueux/Humide** (*Snigda*) est apparenté à l'eau et à Kapha, il est son attribut principal. Il augmente Kapha et diminue Vata. Il augmente légèrement Pitta. L'onctueux est traduit par « huileux » ou « humide » car l'humidité crée

habituellement des formes d'épaississements ou de densification. Le sec est parfois rendu comme non onctueux.

4. **Sec** (*Rūkṣa*) est apparenté à l'air et à Vata et est son attribut principal. Il augmente Vata et diminue Kapha. Il diminue légèrement Pitta. Tous les éléments sauf l'eau ont tendance à être secs mais la terre peut retenir l'eau. Le feu, l'air et l'éther l'évaporent et la dispersent bien que l'éther soit une sorte de fluide subtil.

5. **Lourd** (*Guru*) est apparenté à la terre et à l'eau. Il augmente Kapha et diminue Vata (fortement) et Pitta (modérément).

6. **Léger** (*Laghu*) est apparenté au feu, à l'air et à l'éther. Il augmente Vata (fortement), Pitta (modérément) et diminue Kapha.

7. **Grossier** (*Sthūla*) est apparenté à la terre et à l'eau tout comme le lourd. Il augmente également Kapha et diminue Vata (fortement) et Pitta (modérément).

8. **Subtil** (*Sūkṣma*) est semblable à la lumière et est apparenté au feu, à l'air et à l'éther. Il augmente Vata (fortement) et Pitta (modérément) et diminue Kapha.

9. **Dense** (*Sāndra*) est apparenté à la terre, et il est son attribut principal. L'eau avec la terre comme dans Kapha ont tendance à se densifier. Il augmente Kapha et diminue Vata et Pitta.

10. **Propagation/Fluide** (*Sara/Drava*) il s'agit d'un attribut principal de feu et de Pitta Dosha. Il est parfois traduit par « fluide » et est apparenté à l'eau et au feu, car c'est seulement par la chaleur que l'eau devient liquide (et non de la glace). Il augmente Pitta et Kapha (modérément) et diminue Vata (fortement).

11. **Statique** (*Sthira*) s'apparente à la terre et également à l'eau. Il augmente Kapha et diminue Vata (fortement) et Pitta (modérément). L'éther ne se déplace pas mais ne ralentit pas non plus les choses. Le mobile s'apparente également à « l'actif » et le statique au « passif ».

12. **Mobile** (*Cala*) s'apparente en particulier à l'air et seulement Vata Dosha a ce guna. Il augmente Vata (fortement) et Pitta (légèrement) et diminue Kapha.

13. **Émoussé, Lent** (*Manda*) s'apparente à la terre et à l'eau. Il augmente Kapha et diminue Vata (fortement) et Pitta (modérément).

14. **Pénétrant/Rapide** (*Tīkṣṇa*) ou le pénétrant s'apparente au feu, à l'air et à l'éther. Le feu est la substance la plus vive ou tranchante. Le vif augmente Pitta (fortement) et Vata (modérément) et diminue Kapha.

15. **Mou** (*Mṛdu*) s'apparente principalement à l'eau. Il augmente Kapha (fortement) et Pitta (modérément) et diminue Vata (fortement).

16. **Dur** (*Kaṭhiṇa*) s'apparente à l'air et à la terre (effet de resserrement du vent, responsable de faire ressortir la dureté inhérente à la terre). Il augmente Vata et diminue Pitta (légèrement) et Kapha (fortement).

17. **Doux** (*Ślakṣṇa*) s'apparente principalement à l'eau. Il augmente Kapha (fortement) et Pitta (légèrement) et diminue Vata, tout comme le mou.

18. **Rugueux** (*Khara*) s'apparente à l'air et la terre. Il augmente Vata et diminue Pitta (légèrement) et Kapha fortement tout comme le dur. L'éther est également doux de manière très subtile.

19. **Terne** (*Picchila*) s'apparente à l'eau et à la terre. Il augmente Kapha et diminue Pitta et Vata. Parfois, « opaque » est également traduit par "collant" ou "gluant" et le clair par « non collant ».

20. **Clair** (*Viśada*) ou « transparent » s'apparente au feu, à l'air et à l'éther. Il augmente Vata (fortement) et Pitta (modérément) et diminue Kapha.

Kapha est de nature collante, Vata et Pitta sont de nature non collante. Naturellement, les mots sanskrits possèdent leurs propres associations qui diffèrent du français.

Toute la matière peut être classifiée par l'utilisation de ces dix paires d'opposés. Elles sont présentes dans tous les objets et toutes les situations de la vie. Elles sont toujours observables et employées pour comprendre la création. Elles fournissent un modèle de travail de l'univers subtil et observable. Par elles, il est possible de comprendre l'équilibre naturel de la nature qui fonctionne grâce aux forces opposées pour maintenir l'équilibre dans la création selon la perspective védique telle qu'elle est comprise par les Rishi ou sages.

La principale façon de choisir des thérapies ou des substances thérapeutiques en Ayurvéda se fait par l'intermédiaire des « Vingt Attributs » ou les Vingt Gunas. En utilisant ce modèle, il est possible d'observer tout ce qui se produit dans la nature et de décrire ses qualités. Par exemple, aujourd'hui le temps est pluvieux, nuageux, lourd et humide aussi je pourrais décrire le temps d'aujourd'hui comme étant − frais, humide, lourd, dense, statique, plutôt sombre, doux, nuageux ou obscure. Ou un autre exemple pourrait être la nourriture, comme une pomme − fraîche, légère, subtile, statique et légèrement rugueuse.

Cette méthodologie est centrale pour la compréhension des thérapies ayurvédiques. Toute l'Ayurvéda est basée sur l'observation. C'est pourquoi ce système est si logique parce qu'il est possible de constater immédiatement les résultats des choix corrects ou inadéquats. Il confère aussi une méthode logique pour le choix de tout élément allant d'un climat qui convient, au régime alimentaire et aux plantes médicinales. La seule chose qu'un praticien doit faire consiste à observer les attributs dominants chez le patient. Par exemple, si le patient a une peau sèche, vous choisirez des substances ayant la qualité opposée − par exemple, l'huile qui est humide ou qui augmente l'humidité du corps. Si la peau est sèche et froide (Vata), l'huile choisie sera chaude ou ayant une action chauffante.

L'utilisation de cette méthodologie nécessite de développer des pouvoirs d'observation. Dans le passé, cela était un signe universel d'un bon médecin, quelqu'un capable de vous observer et de comprendre ce qui vous arrivait. C'est toujours un signe universel d'un bon médecin ! Il est absolument nécessaire que chaque praticien développe cette capacité à reconnaître quels attributs ou qualités sont dominantes chez le patient et dans son environnement. Le manquement à appliquer cette méthode résultera en une approche complètement mécanique pour soigner et pour votre patient. Tout le reste concernant l'Ayurvéda a déjà été écrit pour les praticiens. Les livres ayurvédiques sont remplis de descriptions des qualités de toutes les substances généralement utilisées de nos jours. Le seul effort pour un praticien est de développer ses propres pouvoirs d'observation et de les appliquer.

Les vingt attributs et les trois Gunas

Sattva : ni chaud ni froid, ni humide ni sec, léger, subtil, mobile, pénétrant, lisse, doux, clair

Rajas : chaud, un peu humide, légèrement lourd, grossier, mobile, pénétrant, dur, rugueux, opaque

Tamas : froid, humide, lourd, grossier, solide, statique, émoussé, dur, rugueux, trouble (obscur)

Les vingt attributs proviennent des trois Gunas. Sattva est subtil, léger et a généralement des qualités équilibrées. Rajas est mobile, agité et dispersé. Tamas est lourd, grossier, et généralement stagnant par nature.

Les attributs de Tamas sont identiques à ceux de l'élément terre. Ceux de Rajas sont proches du feu cependant ils ne brûlent pas proprement mais produisent de la fumée. Ceux de Sattva ressemblent à l'éther.

Les vingt attributs et les cinq éléments

	TERRE	EAU	FEU	AIR	ÉTHER	V	P	K
Froid	X	X		XX	XXX	X X		X
Onctueux		XXX					X	X X
Lourd	XXX	XX					X	X X
Grossier	XXX	XX					X	X X
Dense	XX	X					X	X X
Statique	XX	X						X X
Émoussé	XX	X						X X
Mou		XXX	XX			X X		X
Doux		XX	X				X	X X
Terne	XXX	XX	X				X	X X
Chaud			XXX	XX	X		X X	
Sec	X		XX	XXX	X	X X		
Léger			X	XX	XXX	X X	X	
Subtil			X	XX	XXX	X X	X	
Propagation		XX	XX			X	X X	
Mobile				XXX	X	X X		
Pénétrant			X	XX	X	X	X X	
Dur	XXX			XX	X	X X		X
Rugueux	XXX			XX	X	X		
Clair				XX	XXX	X		

X   = manifestation légère d'attributs
XX   = manifestation moyenne d'attributs
XXX   = manifestation forte d'attributs

Les cinq éléments

L'Ayurvéda est fondé sur l'observation de la nature et l'interaction de la conscience qui se produit dans la création. Le fondement de ces observations est l'observation de la matière elle-même, qui peut être classée en cinq catégories principales. Les cinq catégories principales de la matière (*Pañcamahābhūta*) sont la base de la médecine traditionnelle indienne. La totalité de la matière peut être classée dans l'un des cinq groupes suivants.

Sanskrit	État de la Matière	Attribut	Élément (métaphorique)
Akāśa	Champ	Espace	Éther
Vāyu	Gazeux	Mouvement	Vent (Air)
Agni	Chaleur	Transformation	Feu
Apas	Liquide	Cohésion	Eau
Pṛthivi	Solide	Densité	Terre

En langage moderne, les cinq principaux états de la matière sont habituellement traduits par « les cinq éléments ». Cette traduction trahit le terme sanskrit, *Pañcha mahā bhūta*, qui signifie clairement « les cinq principales catégories de la matière ».

Chaque catégorie contient de nombreuses subdivisions de la matière. L'Ayurvéda emploie ces cinq états pour classer les plantes médicinales, la nourriture et leurs interactions avec le corps humain. Ce même système est employé aussi pour comprendre l'individualité de chaque personne. La méthodologie utilisée pour déterminer la nature individuelle d'une personne ou sa *Prakṛti* est l'observation du métabolisme. Ceci exige la compréhension à la fois de la personne et de la maladie pouvant l'affecter. Selon l'Ayurvéda on peut traiter la personne, la maladie, ou les deux à la fois. Cependant, tout protocole de traitement est d'abord basé sur la compréhension du métabolisme constitutionnel de l'individu ou Prakṛti (appelé parfois type corporel, ou constitution de naissance). Ceci requiert de poser une série de questions pour déterminer le fonctionnement du système digestif pendant toute la vie, la capacité enzymatique (*Agni*), le métabolisme de l'eau, le système de maintien de la température, l'homéostasie, et la capacité du corps à évacuer les déchets. De plus, l'observation de la structure physique et de l'état de la surface du corps est nécessaire.

Les vingt attributs et les cinq éléments

Terre / Pṛthivi : lourd, grossier, dur, rugueux, terne (obscure), dense, statique, émoussé, froid, sec.

Eau / Apas : onctueux, mou, lourd, grossier, doux, terne, propagation, statique, émoussé, froid.

Feu / Agni : chaud, sec, propagation, mou, pénétrant, léger, subtil, doux, trouble.

Air / Vāyu : sec, mobile, froid, propagation, léger, subtil, pénétrant, rugueux, dur, clair.

Éther / Akāśa : froid, sec, léger, subtil, liquide, mobile, pénétrant, lisse, clair.

Ces qualités existent également à différents degrés dans les différents éléments. La terre est plus grossière, lourde, statique, lente et opaque, trouble, ou obscure que l'eau. L'air et l'éther sont progressivement plus légers, subtils et clairs que le feu. L'air est plus rugueux et dur que la terre. L'eau est plus lisse et douce que l'air, qui ne l'est que légèrement.

Les *Pancha Maha Bhutani* sont les fondements de toutes les sciences antiques. Ils sont le résultat de l'observation directe de la matière.

Le mot sanskrit, *Jnanendriyani*, signifie plus ou moins le 'potentiel de percevoir, à tous les niveaux, des expériences du monde physique et subtil'.

Il existe un équivalent des cinq formes d'expression qui correspond aux cinq formes de réception, les *Karmendriya*.

Les *indriyas*, ou organes des sens, sont au nombre de 11 - composés de 5 *jnanendriyas*, 5 *karmendriyas* et manas (esprit)

Etat de la Matière	Elément (Bhutani)	Sens (Réception)	Organes d'action (Expression)	Tanmatras (Action)
Domaine	Ether	Son / oreille	Bouche - parole	Shabda
Gazeux	Vent	Touche / peau	Mains - saisie	Sparsha
Transformation	Feu	Vision / les yeux	Pieds - locomotion	Rupa
Humidité	Eau	Saveur / langue	Génitaux - reproduction	Rasa
Densité	Terre	Odeur / nez	Rectum - excrétion	Gandha
	Pancha Bhutha	Pancha Jnanendriya	Pancha Karmendriya	Pancha Tanmatra

Les Upanishads déclarent qu'il existe une trinité subtile présente dans toute dualité. Il y a l'observateur, puis l'objet à percevoir, et enfin l'action de percevoir cet objet.

Prana	Elément (Bhutani)	Sens (Réception)	Organes d'action (Expression)	Tanmatras (Action)
Prâna	Ether	Son / oreille	Bouche - parole	Shabda
Vyâna	Vent	Touche / peau	Mains - saisie	Sparsha
Sâmana	Feu	Vision / les yeux	Pieds - locomotion	Rupa
Udâna	Eau	Saveur / langue	Génitaux - reproduction	Rasa
Apâna	Terre	Odeur / nez	Rectum - excrétion	Gandha
Pancha Vayu	Pancha Bhutha	Pancha Jnanendriya	Pancha Karmendriya	Pancha Tanmatra

L'observateur est *Ahamkara* utilisant l'organe de *Manas* ; l'objet est la substance provenant des *Pancha Maha Bhutani* ; et l'action de percevoir est *Tanmatras*. La conscience pure, *Purusha*, anime tous les trois - l'observateur, l'objet et l'action d'observer.

Exercices d'étude des vingt attributs

Ces attributs sont l'essence du langage de la nature et par eux vous pourrez établir un dialogue avec le monde qui vous entoure et qui vous révélera la vérité des choses. Rechercher simplement les attributs des choses dans un livre n'est pas de grande valeur et peut mener à une rigidité d'esprit, car ces qualités ne demeurent pas toujours les mêmes et peuvent varier selon les circonstances. Apprenez par vous-même à lire le livre de la vie. L'essence de l'Ayurvéda est d'apprendre l'art de la pensée naturelle. C'est le développement d'une faculté nouvelle, et ce n'est pas simplement ajouter davantage d'informations ou d'adaptations sur de l'ancien. Cependant, cette faculté demande une pratique quotidienne pour se développer.

Faites la liste de ces attributs non seulement pour vous-même, mais également pour votre environnement et pour l'endroit où vous travaillez, les facteurs physiques et psychologiques où vous vivez et où vous gagnez votre vie. Regardez comment ils correspondent entre eux et quelles sont leurs tendances à se diriger vers un déséquilibre qui existe à l'intérieur d'eux.

Chapitre 2 - Questions d'étude

1. Quels sont les vingt Gunas ?

2. Quels sont les attributs principaux des Gunas ?

3. Quels sont les attributs principaux des éléments ?

4. Comment les qualités des Doshas diffèrent-elles de celles des éléments ?

5. Pourquoi cette science des attributs est-elle si importante en Ayurvéda ?

Chapitre 3
Les Doshas et les Cinq Éléments

On dit souvent que l'Ayurvéda repose sur la théorie des *Tridosha*. Que signifie cette terminologie et quel rôle joue-t-elle en médecine ayurvédique ? Les anciens Rishis qui ont développé l'Ayurvéda ont observé la nature de près durant des centaines d'années. Le résultat de leurs observations montre que l'univers physique est composé de quatre états de la matière principaux — un état solide de la matière ; un état liquide de la matière ; la matière en état de transformation ; et la matière en mouvement. Ces quatre états de la matière existent dans un cinquième état, le champ ou l'espace. On appelle cela les *Pancha Maha Bhutani*, ou les cinq grands états de la matière. Ce concept a été expliqué dans le Samkhya Darshana et le chapitre précédent.

Les anciens ont aussi observé que des principes contrôlent ou régulent ces cinq états différents de la matière. D'après leurs observations, trois principes ou Doshas exercent cette fonction. Selon le Samkhya Darshana, ces principes se manifestent au niveau des Tanmatras ou la matière subtile, ou la matière en tant qu'énergie. Les anciens textes décrivent les Doshas comme provenant de la force vitale ou *Prana*. Les Doshas consistent en fait en trois formes de Prana qui servent à gérer les cinq états de la matière chez les organismes vivants.

La théorie des Tridosha consiste en une pensée qui énonce

que la matière est gouvernée par trois gérants. Ces gérants, ou Doshas, sont intelligents parce qu'ils proviennent du Prana – le principe intelligent de l'énergie de l'univers. Aussi, comme cela est énoncé dans le Samkhya Darshana, tout ce qui existe dans la manifestation provient de la conscience pure, Atman ou Purusha et est par conséquent intelligent.

Ces principes sont des forces biologiques qui peuvent être vues, ou leurs actions peuvent être observées par tous. La connaissance du fait que les organismes vivants sont contrôlés par des gérants intelligents qui sont soit observables ou que leurs actions sont observables, s'appelle la théorie des Tridosha et forme la base du système ayurvédique.

Il est important de comprendre que les Doshas peuvent être utilisés de diverses façons en Ayurvéda. Par exemple, les trois Doshas ont des fonctions physiologiques et font donc par conséquent partie de l'Anatomie et de la Physiologie. Les Doshas sont aussi utilisés pour déterminer la constitution ou la Prakriti d'une personne. On les utilise aussi en pathologie pour déterminer les causes et types des maladies. Les trois Doshas sont aussi employés par rapport au temps et au mouvement du temps comme selon le moment de la journée ou de l'année. Par conséquent, nous constatons que le concept des trois Doshas est en réalité très vaste et nécessite d'être appréhendé méthodiquement pour éviter la confusion.

L'Ayurvéda s'est vulgarisé à travers le temps et a été introduite aux cultures occidentales. Une des principales distinctions entre la Médecine ayurvédique et le Bien-Être ayurvédique consiste en une utilisation incorrecte de la théorie des Tridoshas. En Bien-Être, les Doshas sont très peu pris en compte. S'ils sont utilisés, ce sera dans les massages à l'huile ou les traitements en prenant en compte le Dosha dominant – ou Prakriti. Généralement, le Bien-Être ayurvédique ne va pas au-delà de la notion de constitution individuelle – Prakriti. Le Bien-Être se concentre davantage sur le côté symptomatique de l'utilisation des plantes indiennes et huiles afin de présenter une illusion de médecine ayurvédique, alors que ce n'est pas le cas.

La Médecine ayurvédique utilise les Doshas pour comprendre les structures du corps (anatomie), les fonctions corporelles (physiologie), les causes des maladies (étiologie), la manifestation des symptômes (symptomatologie), le diagnostic, la manifestation des maladies (pathogénèse), et la classification des maladies. De plus, les cycles du jour et de la nuit, le cycle des saisons, et le cycle de l'âge humain, sont tous contrôlés par le Dosha. L'utilisation correcte des Doshas dans tous ces cas nécessite une étude approfondie, des instructions correctes et une application intelligente. Dans le cas contraire, la théorie des trois Doshas ne conduira pas à la santé - mais à la maladie.

Afin d'avoir une compréhension correcte des Doshas, nous devrions tout d'abord commencer par comprendre leur rôle en anatomie et physiologie parce que ce sont leurs fonctions premières.

Vue d'ensemble des Doshas

Le mot Dosha signifie « ce qui est taché » ou « ce qui a un défaut » ou ce qui obscurcit, abîme ou ce qui provoque la décomposition (de la racine sanskrite *dush* ou corrompre). En d'autres mots, la signification de Dosha a une connotation fondamentalement négative. Pourquoi quelque chose responsable de maintenir la vie possède-t-il un titre fondamentalement négatif ?

Forme de Médicine	Concept Primaire :	Crée :	Résultat :
Médicine ayurvédique	Fonction	Réseau de systèmes	Interaction
Médicine moderne	Emplacement	Structures individuelles	Formes séparées

Il est tout d'abord important de comprendre que la théorie ayurvédique des Tridoshas et l'anatomie / physiologie ayurvédiques sont basées sur le concept de « fonctions ». L'anatomie et la physiologie modernes sont basées sur « l'emplacement » des choses, ainsi, il n'y a aucun gérant ni Dosha. Par conséquent, l'Ayurvéda envisage le corps davantage à travers les systèmes et leurs relations tandis que la médecine moderne envisage le corps à travers les formes et structures.

Par conséquent, lorsque nous comprenons que la fonction des Doshas est au cœur de l'anatomie et de la physiologie ayurvédiques, nous commençons à comprendre les défis affrontés par ces gérants. Les Doshas commencent à fonctionner avant la naissance. Ils arrêtent de fonctionner à la mort. Cela signifie que durant la période de gestation jusqu'à la mort, les Doshas travaillent – en d'autres mots, ils travaillent non-stop. Pas de vacances, pas de repos. Si une personne suit un régime de vie ayurvédique, les Doshas peuvent réussir à maintenir un état de bonne santé. Par contre, si une personne commence à travailler en excès, à voyager en excès, à manger et boire en excès, ou accomplit toute action en excès – ou ne fait rien – alors les Doshas ont énormément de difficulté à faire leur travail. Leur travail est si difficile que le Caraka Samhita énonce que :

« Les trois Doshas, Vata, Pitta et Kapha sont les causes de toute pathologie dans le corps physique. Les Gunas, Raja et Tamas sont les causes de toute pathologie dans l'esprit.»
CS.SU.1.57

Ce sont quelques-unes des raisons pour lesquelles l'Ayurveda utilise le terme "Dosha" pour désigner les gestionnaires des cinq états de la matière :

1. ils sont la cause de la pathologie (maladie)

2. ils ne se reposent jamais

3. ils sont directement touchés par notre mode de vie et nos habitudes

4. ils sont influencés par le mouvement du temps (jour/nuit, saisons et âge)

5. ils sont influencés par l'environnement
6. ils sont influencés par l'esprit

En fait, les trois Dosha ont une vocation difficile à maintenir la santé de tout individu. Pour ce faire, ils doivent d'abord faire leur travail correctement et ensuite ils doivent coopérer avec les deux autres Dosha. Ils doivent maintenir l'environnement interne et répondre correctement aux changements de l'environnement externe. Ils doivent constamment s'adapter au processus de vieillissement d'un individu et à l'augmentation ou à la diminution de la nourriture et de l'exercice. Tout échec de ces multiples activités entraîne un début de pathologie.

De plus, les Dosha sont modifiés par les états psychologiques qui résultent des trois Maha Guna - Sattva, Rajas, Tamas. Tout choc mental ne va pas seulement perturber les trois Gunas dans l'esprit, il va également perturber les trois Dosha dans le corps. Ainsi, les trois Dosha doivent coordonner à la fois les manifestations physiques du corps/environnement et les états mentaux/psychologiques.

Les trois Doshas

Les Doshas de Vata (vātadoṣa), Pitta (pittadoṣa) et Kapha (kaphadoṣa) correspondent principalement aux éléments vent, feu et eau. En tant que côté actif et mobile (rajasique) des cinq éléments, ils déterminent le processus vital de croissance et de décomposition. Ils développent les potentiels biologiques inhérents aux éléments. Ils sont à l'origine du fonctionnement des organes de sens et des organes d'action, qui prennent forment et fonctionnent grâce à eux.

Vata, le gérant de l'air et de l'éther

Le Dosha de l'air se nomme *Vata*, ce qui signifie « vent ». En termes étymologiques, il signifie « ce qui fait bouger les choses ». Cela provient de la racine sanskrite *va* qui signifie « souffler, couler, diriger ou commander ». C'est la force de motivation à l'origine des deux autres Doshas, qui sont considérés comme « boiteux » ou incapables de bouger sans Vata.

Vata est la force principale du système nerveux. Il régit notre équilibre sensoriel et mental, notre orientation sensorielle et motrice, et nous fournit la faculté d'adaptation et la compréhension. C'est la force vitale de base (Prana), qui provient principalement du souffle qui lui-même est la force qui confère de l'énergie au corps entier.

Vata gère les éléments Vent (Vayu) et Éther (Akasha). Il les fait travailler ensemble pour produire toutes sortes de mouvements dans le corps. Le mouvement a besoin d'espace pour définir des limites. Il suffit de penser aux poumons. La relation entre l'espace (le volume changeant des poumons) crée un mouvement d'air.

Pitta, le gérant du feu et de l'eau

Le Dosha du feu se nomme *Pitta* ou « la bile ». Sa signification étymologique est « ce qui digère les choses ». Pitta vient de la racine du sanskrit *tap* qui signifie « chauffer, cuire ou transformer ».

Pitta est responsable de toutes les transformations chimiques et métaboliques dans le corps. Pitta régit notre digestion mentale, notre capacité de percevoir la réalité et de comprendre les choses telles qu'elles sont. Pitta provient principalement de notre pouvoir de digestion des aliments.

Pitta gère les éléments Feu (Agni) et Eau (Jala). Ceux-ci se manifestent sous forme de liquides chauds comme la bile et le sang.

Kapha, le gérant de l'eau et de la terre

Le Dosha de l'eau se nomme *Kapha*, ce qui signifie « mucus » et signifie étymologiquement « ce qui lie les choses entre elles » et indique les qualités de coller et d'adhérer.

Kapha nourrit, fournit de la substance et soutient et, par conséquent, fabrique la masse des tissus du corps. Kapha fournit également le soutien émotionnel dans la vie et détermine les traits émotionnels positifs tels que l'amour, la compassion, la modestie, la patience et le pardon. Kapha sert de véhicule, de récipient ou de substratum pour les deux autres forces.

Kapha gère l'Eau (Jala) et la Terre (Prthivi). Ces éléments permettent à Kapha de créer ses substances protectrices, comme les muqueuses, la lymphe, le liquide céphalorachidien, le liquide synovial, ainsi que tous les tissus mous en général.

Les éléments primaires et secondaires des doshas

Chacun de ces Doshas existe dans un deuxième élément qui sert de médium à sa manifestation et qui agit en tant que récipient.

Vata

Vata, l'air (vent) est contenu dans l'éther, on dit aussi qu'il est composé secondairement d'éther. Il réside dans les espaces vides du corps, comme le côlon ou les pores des os, et remplit les canaux subtils du système nerveux. L'espace dans le corps est également représenté par l'esprit. Vata est la force vitale qui se déplace dans l'esprit.

Pitta

Pitta, le feu, existe dans le corps sous forme d'eau ou d'huile, et ainsi contient un aspect de l'eau. Il existe principalement sous une forme acide, car le feu ne peut pas exister directement dans le corps sans le détruire. De tels fluides dans le corps sont ceux du système digestif et celui du système sanguin.

Kapha

Kapha, l'eau, existe dans l'élément terre, qui la contient, et ainsi elle serait composée de terre également. Notre composition physique est principalement composée d'eau qui est contenue dans les diverses limites de notre peau et des autres parois internes (terre). La terre pure, cependant, est un facteur destructif qui bloque les autres fonctions organiques de par son immobilité. C'est une substance nutritive seulement lorsqu'elle est diluée dans l'eau.

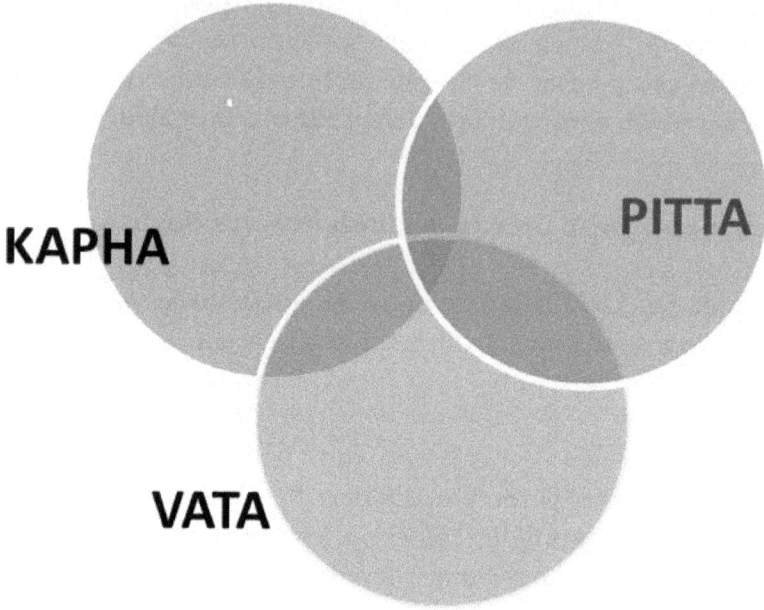

Les qualités des Doshas (les 20 Gunas)

Chaque Dosha possède des qualités fondamentales. Selon Vagbhatta, un des grands commentateurs ayurvédiques :

तत्र रूक्षो लघुः शीतः खरः सूक्ष्मश्चलोऽनिलः ।

Vata est sec (Ruksha), léger (Laghu), froid (Shita), rugueux (Khara), subtil (Sukshma) et mobile (Chala).

पित्तं सस्नेहतीक्ष्णोष्णं लघु विस्रं सरं द्रवम् ॥११॥

Pitta est un peu huileux (Sasneha), tranchant ou pénétrant (Tikshna), chaud (Ushna), léger (Laghu), malodorant (Visram, un genre d'odeur aigre ou de chair), progressif et diffus (Sara) et liquide (Drava).

श्लिग्धः शीतो गुरुमन्दः श्रुष्णो मृत्ष्णः स्थिरः कफः ।

Kapha est onctueux (Snigdha), froid (Shita), lourd (Guru), lent (Manda), collant (Slakshna), doux (Mritsna) et ferme (Sthira, stable ou bloqué).
AH.SU.1.11-12

Vata (le vent ou l'air) est principalement sec, froid, léger et mobile. Nous retrouvons ces qualités dans les propriétés asséchantes, rafraîchissantes, allégeantes et agitées du vent.

Pitta (la bile ou le feu) est principalement chaud, moite et léger avec une action progressive mais qui coule. Nous retrouvons ces qualités dans la nature du sang ou dans les sécrétions acides de l'estomac et de l'intestin.

Kapha (le mucus ou l'eau) est principalement froid, moite, lourd et lent. Nous retrouvons ces qualités dans la nature du mucus ou dans l'eau qui est confinée dans une région délimitée où elle stagne et coagule.

- **Vata** : sec, froid, léger, rugueux, subtil, mobile, dur
- **Pitta** : un peu onctueux, pénétrant, chaud, progressive, léger, liquide, subtil, vif, lisse, doux
- **Kapha** : onctueux, froid, lent, lourd, doux, lisse, grossier, dense, statique

Nous pouvons reconnaître et différencier les Doshas grâce à leurs attributs. Par exemple, une condition de froid dans le corps peut être Vata (Vent) ou Kapha (Eau) étant donné que tous deux ont tendance à être froids mais de manière différente. Si c'est froid et sec, c'est Vata. Si c'est froid et onctueux, c'est Kapha.

Ces qualités existent à différents degrés dans les Doshas. Vata (le vent) et Pitta (la bile) sont tous les deux légers, subtils, mobiles, vifs et clairs mais alors que Vata l'est fortement, Pitta ne l'est que légèrement. Pitta a un mouvement continu tel un écoulement. Vata a un mouvement discontinu tel une série de secousses ou de chocs. Pitta bouge tandis que Vata s'agite.

Kapha (le mucus) et Pitta (la bile) sont tous deux onctueux, liquides, lisses et doux mais tandis que Kapha l'est fortement, Pitta ne l'est que légèrement. Les qualités de Pitta, à part la chaleur, tendent à être davantage de nature modérée. Par conséquent, nous devons toujours choisir entre les attributs principaux et les attributs secondaires ou entre ceux qui existent à des degrés élevés ou à des degrés moindres.

Certaines de ces qualités semblent contradictoires. Comment Pitta peut-il être à la fois lisse et doux ainsi que tranchant ou pénétrant ? Ses attributs lisses et doux proviennent de son élément secondaire d'eau. Son feu le rend pénétrant. Une huile chaude possède des qualités similaires.

Chaque Dosha partage ainsi une qualité essentielle avec un autre Dosha. Par exemple :

- Vata et Pitta sont tous deux de nature **subtile**
- Vata et Kapha sont **froids**
- Pitta et Kapha sont **onctueux**

C'est par leurs attributs que nous identifions les Doshas. Un excès ou une carence de ces qualités indique un excès ou une carence similaire du Dosha correspondant. Ceci provoque alternativement de nombreux changements pathologiques dans le corps.

Par exemple, trop de sécheresse indique un excès de Vata et une insuffisance de Kapha, étant donné que Vata (Vent) est sec par nature et Kapha (Eau) est humide. Ceci aura tendance à créer des changements pathologiques Vata comme la constipation, la peau sèche ou l'émaciation qui indique une baisse de Kapha dans le corps comme le plasma ou la graisse.

Les actions des Doshas

La définition de la physiologie est la suivante : « *La physiologie est la science du fonctionnement des systèmes vivants. En physiologie, la méthode scientifique est appliquée pour déterminer comment les organismes, les systèmes d'organes, les organes, les cellules et les biomolécules remplissent la fonction chimique ou physique qu'ils ont dans un système vivant* ».

En Ayurveda, la physiologie est l'étude du fonctionnement des doshas. Par conséquent, nous commençons par comprendre que toutes les fonctions du corps, à tous les niveaux, sont assurées par les doshas. Peu importe donc que l'on parle d'une cellule musculaire ou d'un muscle entier tel que le triceps. C'est parce que nous nous intéressons à la FONCTION et non à la structure lorsque nous parlons de dosha. Lorsque nous étudierons le Dahtu, cela changera parce que ce sera l'étude de la structure. Tant que le sujet est dosha, ses fonctions s'appliqueront à tous les niveaux du corps. Voici une description de leurs principales fonctions.

Vata

Les actions ou les fonctions de Vata, sur le corps et l'esprit, sont décrites comme suit :

La racine des Doshas, des tissus et des déchets du corps est Vata (Vent). Dans son état naturel, il soutient l'effort, l'expiration, l'inhalation, le mouvement et la libération des impulsions, l'équilibre des tissus et la coordination des sens.
AH.SU.11.1

Vata (Vent) est le Dosha principale ou le plus important. Il régit les deux autres Doshas et est responsable de tous les processus physiologiques et fonctions organiques en général. Il régit l'énergie, le souffle, les systèmes nerveux et sensoriels et est responsable de l'homéostasie, le bon équilibre de la fonction dans les tissus et les organes. C'est la raison pour laquelle les troubles de Vata tendent à avoir des conséquences plus graves que ceux des deux autres Doshas et affectent souvent l'esprit aussi bien que le reste du corps, par l'intermédiaire du système nerveux qui motive le corps.

Vata - Responsable de tous les processus physiologiques et organiques en général.

- Régit les deux autres Doshas
- C'est le plus important car il est la racine des Doshas, des tissus et des déchets.
- À l'état naturel, elle soutient l'effort/énergie, la respiration, le mouvement, la décharge des impulsions, l'équilibre des tissus (homéostasie), la coordination des sens.
- Les déséquilibres de Vata sont donc généralement plus graves et affectent le corps tout entier.

Pitta

Les actions ou fonctions de Pitta à la fois sur le corps et l'esprit, sont décrites comme suit :

Pitta (Feu) régit la digestion, la chaleur, la perception visuelle, la faim, la soif, l'éclat, le teint, la compréhension, l'intelligence, le courage et la douceur du corps.
AH.SU.11.2

Pitta régit tous les aspects et niveaux de lumière et de chaleur dans le corps et l'esprit. Cela implique une combustion des matériaux qui créent la chaleur et la couleur. Tandis que Vata régit la puissance mentale et la coordination, l'aptitude au mouvement mental et à l'adaptabilité, Pitta régit les perceptions mentales, le jugement et le discernement et la nature pénétrante de la pensée.

Pitta - Régit la lumière et la chaleur dans le corps.

- Régit la digestion, la chaleur, la perception visuelle, la faim, la soif, l'éclat, le teint et la douceur du corps.
- Elle implique la combustion de matériaux qui donnent de la chaleur et de la couleur.

- Elle intervient dans tous les processus de transformation.

Kapha

Les actions ou les fonctions de Kapha, à la fois sur le corps et sur l'esprit sont décrites comme suit :

Kapha (Eau) confère la stabilité, la lubrification, lie les articulations et confère des qualités telles que la patience.
AH.SU.11.3

Kapha est le substratum et le soutien matériel des deux autres Doshas et confère également de la stabilité aux fonctions corporelles. Kapha sert de force qui conserve et restreint les deux autres Doshas qui ont une action active et consumante. Sans Kapha, les deux autres Doshas disperseraient et désintégreraient notre énergie. Kapha lubrifie les membranes de mucus et les articulations et sert à garnir le corps entier. Kapha confère également du calme et de l'endurance.

Kapha - Substrat matériel/support pour les deux autres Doshas.

- Donne la stabilité, la lubrification, le maintien des articulations.
- Conserve et retient la force sur les deux autres Doshas et leur nature active et consommatrice.
- Sans Kapha, Vata et Pitta se disperseraient et désintégreraient le corps.
- Lubrifie les muqueuses et les articulations et amortit l'ensemble du corps.

L'emplacement des Doshas

Chaque Dosha possède son emplacement respectif dans le corps.

Vata

पकाशयकटीसक्थिश्रोत्रास्थिस्पर्शनेन्द्रियम् ।
स्थानं वातस्य, तत्रापि पकाधानं विशेषतः ॥ १ ॥

« *Vata (Vent) se situe dans le côlon, les cuisses, les hanches, les oreilles,*

les os et les organes du toucher. Son emplacement principal est dans le côlon ».
AH.SU.12.1

Le côlon est l'emplacement où le gaz (l'air) s'accumule. Les cuisses et les hanches sont le siège principal du mouvement des muscles et du squelette dans le corps, ce dont Vata est responsable. Les organes de l'ouïe et du toucher sont régis par Vata, parce qu'ils correspondent aux éléments éther et air qu'ils gouvernent. Les os sont des tissus appartenant à Vata.

Pitta

नाभिरामाशयः स्वेदो लसीका रुधिरं रसः ।
इक् स्पर्शनं च पित्तस्य, नाभिरत्र विशेषतः ॥ २ ॥

« Pitta (Feu) est situé dans l'intestin grêle, l'estomac, la sueur, les glandes sébacées, le sang, les tissus lymphatiques et les organes de vision. Son emplacement principal est dans l'intestin grêle ».
AH.SU.12.2

L'intestin grêle est le siège principal du feu digestif, de l'estomac des acides digestifs qui ont une nature ardente. La sueur et les glandes sébacées retiennent et produisent de la chaleur. Le sang et la lymphe contiennent également de la chaleur et de la couleur. Les yeux font partie des organes des sens qui appartiennent à l'élément feu.

Kapha

उरः कण्ठशिरः क्लोमपर्वाण्यामाशयो रसः ।
मेदो घ्राणं च जिह्वा च कफस्य, सुतरामुरः ॥ ३ ॥

« Kapha, (l'eau) est situé dans la poitrine, la gorge, la tête, le pancréas, les côtés, l'estomac, la lymphe, la graisse, le nez et la langue. Son emplacement principal est dans l'estomac ».
AH.SU.12.3

La poitrine ou les poumons produisent le mucus, de même que la gorge, la tête, les sinus et les conduits nasaux. La bouche et la langue produisent la salive qui est un autre fluide de Kapha. La langue est l'organe du goût, dont la qualité sensorielle appartient à l'élément eau. Les tissus graisseux stockent l'eau. Elle est également contenue dans nos côtés entourant la cavité abdominale sous la forme de fluide péritoine.

À leurs principaux emplacements respectifs, les Doshas s'accumulent et provoquent le processus de la maladie. Ce sont : Vata dans le gros intestin, Pitta dans l'intestin grêle et Kapha dans l'estomac. Lorsque nous les traitons à ces endroits par des méthodes respectives appropriées, nous pouvons couper le processus de maladie à sa racine. Nous étudierons cela en détail lorsque nous examinerons le processus de maladie selon l'Ayurvéda et les méthodes de traitements ayurvédiques.

Ces emplacements sont liés à leurs perturbations. Vata (Vent), déséquilibré, provient de la partie inférieure, sous forme de gaz dans le côlon. Pitta (Feu), déséquilibré, provient du milieu sous forme de bile et d'acides dans le foie et l'intestin grêle. Kapha (Eau), déséquilibrée, provient de la partie supérieure sous forme de mucus dans les poumons et dans l'estomac.

Les trois Doshas et les autres systèmes médicaux

La médecine Chinoise

Kapha et Pitta sont semblables aux concepts du *Yin* et du *Yang* en médecine chinoise. Kapha et Yin sont de la nature de l'eau : froids, humides, lourds et descendent ou coulent. Pitta et Yang sont de la nature du feu, chauds, légers et s'élèvent. Kapha et Yin fabriquent les fluides du corps et des tissus. Pitta et Yang sont responsables de la digestion et de la perception.

Vata (Prana), est un concept similaire au *Chi* en médecine chinoise. Tous deux se réfèrent au souffle et à la force vitale. Tous deux sont légers, mobiles, sans forme et gouvernent l'énergie. Tout comme le Chi est la racine du Yin et du Yang,

Vata est la racine ou la base de Kapha et de Pitta. Tous deux circulent dans les canaux et déterminent la nature de leur circulation.

La médecine européenne grecque et antique

Dans les systèmes grecs et perses, Kapha et Pitta sont similaires aux Doshas flegmatiques et colériques, qui correspondent également aux éléments eau et feu. Kapha est également appelé mucus (mucus) en Ayurvéda. Pitta signifie la bile et choléra signifie la bile jaune. Les maladies flegmatiques appartiennent à Kapha, les maladies cholériques à Pitta.

Vata, déséquilibré, correspond au Dosha mélancolique (la bile noire). Tous deux sont froids et secs et produisent une décoloration foncée dans le corps (par exemple autour des yeux) et sont à la base de la plupart des maladies chroniques et débilitantes. Ils diffèrent quelque peu dans le fait que le Dosha mélancolique correspond à l'élément Terre et possède des attributs Kapha. La quatrième humeur, la sanguine, correspond à l'air et au sang et représente généralement le côté le plus positif de Vata en tant qu'énergie, équilibre et potentiel de santé.

Ainsi nous remarquons que le concept des Doshas, sous une forme ou une autre, est à l'origine de toutes les formes de médecines naturelles. Les Doshas nous fournissent un indice énergétique pour la compréhension des forces vitales du corps et de leurs processus d'équilibre et de déséquilibre. L'Ayurvéda nous fournit vraisemblablement le système le plus clair quant à leur fonctionnement, plus particulièrement en ce qui concerne les types constitutionnels, les différents tempéraments physiques et psychologiques des individus qui en découlent.

L'emplacement des cinq éléments dans le corps

Nous allons examiner l'emplacement des cinq éléments dans la structure corporelle physique.

L'élément **Terre** se situe dans la partie inférieure de la région des genoux jusqu'aux pieds, et régit notre stabilité, comme notre aptitude à nous tenir debout.

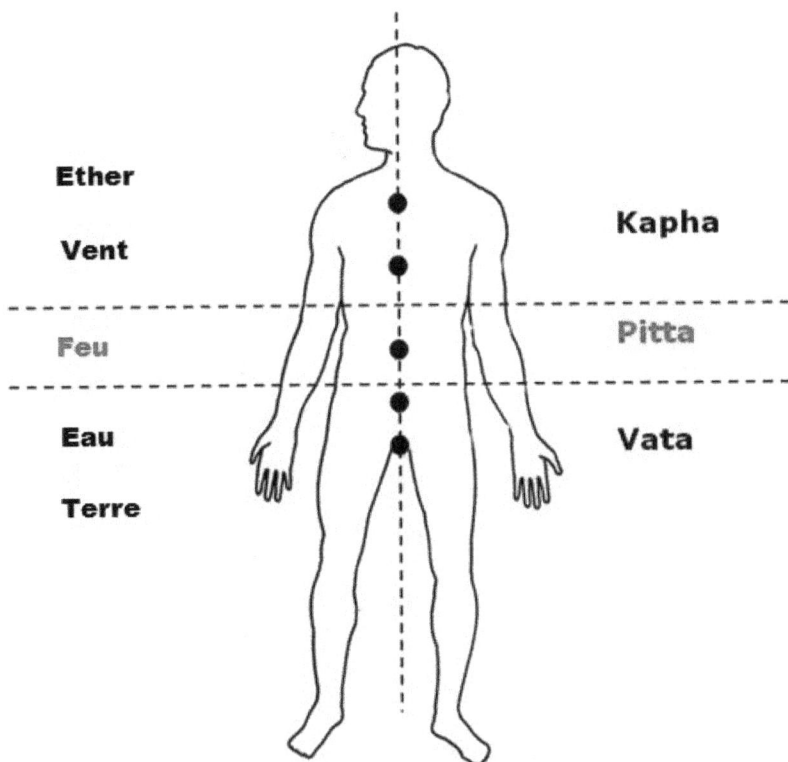

L'élément **Eau** est situé dans la partie inférieure de l'abdomen et dans la région des hanches et des fessiers, où la plupart de l'eau et de la graisse ont tendance à s'accumuler et où se situe le système reproducteur et excréteur.

L'élément **Feu** est situé dans le milieu de l'abdomen dans son centre, le nombril, qui est relié au système digestif.

L'élément **Air** est situé dans le cœur et la poitrine, centres des systèmes circulatoire et sanguin. Les bras se situent également à cet emplacement.

L'élément **Éther** est situé dans la tête et gouverne l'esprit, les sens et le système nerveux. Nous devons noter que les sens sont les espaces principaux ou les orifices du corps. La tête est pour ainsi dire, remplie d'orifices.

Les actions des cinq éléments dans le corps

Selon les textes yogiques, les cinq éléments possèdent les actions et correspondances suivantes dans tout le corps. Les éléments Vent, Feu et Eau régissent les aspects similaires du corps en tant que Vata, Pitta et Kapha.

L'**Éther** est relié à notre espace mental ou à notre environnement.

Le **Vent** est relié aux mouvements de tous types : l'effort et le souffle (y compris la respiration cellulaire).

Le **Feu** est relié aux désirs tels que la faim et la soif (qui sont reliés au système digestif), au délire (qui inclut la fièvre), et à l'activité sexuelle (le feu de la passion).

L'**Eau** est reliée au plasma, au sang, à l'urine, à la sueur, à la salive et aux mucus ou tissus corporels liquides.

La **Terre** est reliée aux os, plus particulièrement au crâne, aux intestins, aux muscles, à la peau, aux cheveux et aux ongles ou aux tissus corporels solides.

Exercices d'étude

Les qualités des Doshas

Vata :   sec, froid, léger, rugueux, subtil, mobile, dur

Pitta :   un peu onctueux, pénétrant, chaud, progressive, léger, liquide, subtil, vif, lisse, doux

Kapha : onctueux, froid, lent, lourd, doux, lisse, grossier, dense, statique

L'emplacement des Doshas dans le corps

Vata :   Côlon, cuisses, hanches, oreilles, os et organes du toucher
Son emplacement principal est le côlon

Pitta :   Intestin grêle, estomac, sueur, glandes sébacées, l'hémoglobine, lymphes et organes de la vue
Son emplacement principal est l'intestin grêle

Kapha : La poitrine, la gorge, la tête, le pancréas, les côtés, l'estomac, les lymphes, la graisse, le nez et la tête
Son emplacement principal est l'estomac

À ces endroits, les Doshas s'accumulent et déclenchent le processus de la maladie. En traitant les Doshas à ces endroits précis, en prescrivant des méthodes thérapeutiques, nous pouvons couper la pathologie à la racine.

VATA DOSHA :

Vent et Éther.

Dosha principale.

Gouverne les deux autres Doshas, qui sont incapables d'agir sans lui.

Responsable du processus physique général et de la fonction organique.

Gouverne le mouvement, l'énergie, le souffle, le système nerveux et les systèmes sensoriels.

Produit l'adaptabilité mentale.

Principale force énergisante (Prana) du corps, provient principalement du souffle.

PITTA DOSHA :

Feu et Eau.

Gouverne la digestion à tous les niveaux, entraîne la faim et la soif.

Crée la chaleur dans le corps par l'hémoglobine.

Lié à la perception visuelle, l'éclat des yeux.

Donne le teint et la luminosité de la peau.

Gouverne la compréhension, la perspicacité et l'intelligence.

Produit toutes actions de transformation métabolique et chimique dans le corps.

KAPHA DOSHA :

Eau et Terre.

Gouverne la structure corporelle et apporte de la stabilité au corps.

Lubrifie tout le corps, les membranes muqueuses et les articulations.

Substratum matériel ou soutien des autres Doshas.

Sert à étoffer le corps.

Chapitre 3 - Questions d'étude

1. Quels sont les trois Doshas ?

2. Quels sont la nature et les attributs de Vata ?

3. Quels sont la nature et les attributs de Pitta ?

4. Quels sont la nature et les attributs de Kapha ?

5. Quels sont les emplacements principaux des trois Doshas ?

6. Comment les cinq éléments sont-ils liés au corps physique ?

7. Comment Vata se manifeste-t-il lorsqu'il est déséquilibré ?

8. Comment Pitta se manifeste-t-il lorsqu'il est déséquilibré ?

9. Comment Kapha se manifeste-t-il lorsqu'il est déséquilibré ?

10. Quelle est l'importance des trois Doshas dans la pensée ayurvédique ?

Vaidya Atreya Smith

Chapitre 4
Les Sous-Doshas de Vata, Pitta et Kapha

Il existe en tout cinq formes de Vata, Pitta et Kapha qui sont appelées « Subdoshas » ou « sous-Doshas ». Ils résident dans divers endroits du corps et accomplissent diverses fonctions. Grâce à eux, nous pouvons traiter les Doshas de manière plus spécifique et comprendre leurs dysfonctionnements de façon plus spécifique. De ces derniers, les cinq formes de Vata ou les cinq Vayus sont les plus importants parce que le Prana ou force vitale, est à la base de toutes nos activités.

Les sous-Doshas de Vata

Les cinq types de Vata sont appelés *Prana, Udana, Samana, Vyana* et *Apana* en sanskrit, pour lesquels il n'existe aucun terme équivalent en français. Ils sont formés par l'addition de divers suffixes à la racine *an* qui signifie « respirer » ou « activer ». Ce sont les plus importants de ces groupes de cinq car Vata est le Dosha le plus important. Ils s'appellent également *Vayu*, signifiant « le vent ». Ils révèlent les différents genres de mouvements de la force vitale.

1. **Prana Vayu**

Prana (pra-ana) signifie « en avant », ou « l'air primaire » ou la « force nerveuse ». Le préfixe *pra* signifie « en avant, « vers » ou « à la source » et s'apparente à l'absorption. Répandu dans la tête et situé dans le cerveau, le Prana descend dans la gorge et la poitrine. Il régit l'inspiration et le déglutissement, ainsi que l'éternuement, le crachement et les éructations. Il régit l'assimilation des impressions par l'intermédiaire des cinq sens qui résident principalement dans la tête.

Au niveau intérieur, il gouverne l'esprit, le cœur et la conscience et leur fournit de l'énergie, de la coordination et de l'adaptabilité. C'est notre partie d'énergie cosmique vitale qui gère tous les autres Vata dans le corps. Il détermine notre inspiration ou notre esprit positif et nous relie au Soi intérieur ou conscience pure. (Il convient de noter que le terme *Prana* est également utilisé dans un sens plus large pour indiquer Vata en général, étant donné que tous les Vata dérivent de lui).

Prana a principalement un mouvement centripète. Il apporte à l'intérieur l'air extérieur, la nourriture et l'eau. Il nous permet également de saisir les impressions et de recevoir les impulsions sensorielles. De même, il nous permet de saisir les émotions et la connaissance. Il nous transmet la réceptivité des sources extérieures d'alimentation. Celles-ci dépendent de notre bouche et de nos sens et surtout de l'ouverture de notre esprit.

Le Prana nous fournit également la réceptivité pour les formes internes de nourriture, telles que notre connexion intérieure avec les forces vitales cosmiques. Lorsque le Prana est suffisant, aucune maladie ne peut nous affecter. Par conséquent, toute maladie implique qu'il y ait une diminution de Prana et peut être traitée par des méthodes comme le Pranayama, des exercices de respiration, ou par l'aromathérapie, qui la renforceront comme nous le verrons plus tard dans le cours.

2. **Udana Vayu**

Udana (ud-ana), signifie « l'air mobile ascendant », ou force nerveuse. Le préfixe *ud* signifie « vers le haut ». Il est situé dans la poitrine et centré dans la gorge et régit l'expiration et la parole, qui tous deux se produisent par l'expiration. Lorsqu'il est affaibli, il cause la toux, les renvois et les vomissements.

Intérieurement, Udana est responsable de la mémoire, de la force, de la volonté et de l'effort. Ceux-ci reflètent également la manière dont nous manifestons notre énergie dans notre vie, y compris dans notre travail. Il régit notre expression par des mots, des pensées et par l'effort. Ce qui reflète également la tendance de notre énergie à s'élever.

Udana détermine notre aspiration dans la vie. Lorsque nous mourons, il s'élève du corps et nous dirige vers divers mondes subtils qui dépendent du pouvoir de notre volonté et de notre Karma qui s'expriment à travers lui. Lorsqu'il est entièrement développé, il nous donne le pouvoir de transcender le monde extérieur, et nous fournit divers pouvoirs psychiques. La pratique du Yoga tend principalement à développer Udana, à travers lequel s'élève la Kundalini.

Udana a principalement un mouvement ascendant. Il fait monter et sortir l'air par l'expiration. Il augmente également notre énergie dans notre lutte pour la vie. Il élève notre mental et notre esprit. Il nous donne des valeurs plus élevées et un pouvoir de discernement plus profond.

3. Samana Vayu

Samana (Sama-ana) signifie « l'air qui s'équilibre ». *Sama* signifie équilibrer comme le mot « semblable ». Il est situé dans l'intestin grêle et est la force à la base du système digestif. Il régit le processus de digestion et d'assimilation des aliments. Lorsqu'il est affaibli, il provoque un manque d'appétit ou une digestion nerveuse.

C'est le Vayu prédominant dans les organes internes comprenant le foie, la rate, le pancréas, l'estomac, et la partie supérieure du gros intestin. Il fonctionne dans tous les organes pour faciliter l'absorption et à cet égard régit les poumons pour faciliter l'absorption de l'air.

Samana a principalement une action égalisante ou

équilibrante. Il équilibre les parties supérieures et inférieures du corps et leurs énergies respectives. Il équilibre les parties intérieures et extérieures ainsi que les parties supérieures et inférieures du corps dans le processus de digestion. Comme il aide à l'assimilation et à l'augmentation de l'énergie, il a une action croissante.

4. Vyana Vayu

Vyana (vi-ana) signifie « l'air diffusé ou omniprésent ». *Vi* est un préfixe qui signifie « à part » ou « séparer ». Il est situé dans le cœur et se diffuse dans le corps entier. Il gouverne le système circulatoire et avec lui le mouvement des articulations et des muscles (le système musculaire et l'ossature), et l'émission des impulsions et des sécrétions de ces systèmes.

Ainsi son action est principalement située dans les organes moteurs actifs, les jambes et les bras, principaux lieux de mouvement du corps. Lorsqu'il est altéré, nous souffrons d'un manque de coordination et de difficulté de mouvement en particulier pour marcher. Lorsqu'il est fort, nous possédons de bonnes puissances de mouvement et d'articulations physiques. Vyana nous permet d'effectuer des exercices et travaux physiques. Cependant, il peut répandre ou disperser notre énergie.

5. Apana Vayu

Apana (apa-ana) signifie « l'air descendant » ou l'air qui s'en va (*apa*). Il est situé dans le côlon et régit toutes les impulsions d'élimination qui se dirigent vers le bas, comme l'action d'uriner, les menstruations, l'accouchement et l'activité sexuelle. Son affaiblissement se manifeste en tant que difficulté ou anomalie dans ces décharges, par exemple la constipation et la diarrhée.

Il régit également l'absorption d'eau, qui se produit dans le gros intestin et qui nous donne la puissance d'absorber tous les aliments de notre nourriture, dont l'étape finale de la digestion se produit également dans le gros intestin. Il aide l'alimentation du fœtus, et soutient également le système immunitaire (capacité à éliminer ou à se débarrasser des toxines).

Tandis qu'Udana, l'air ascendant, élève notre force vitale et entraîne notre évolution ou libération de la conscience, Apana, l'air descendant, l'entraîne vers le bas et entraîne la dégénérescence ou la limitation de la conscience. En excès, il entraîne la décomposition et la mort. Il devient tel un drain d'énergie qui entraîne l'écoulement de notre force vitale dans la terre.

Apana soutient et contrôle toutes les autres formes de Vata parce qu'il régit le gros intestin, lieu principal d'accumulation de Vata. Les désordres d'Apana sont à la base de la plupart des désordres de Vata. En tant que mouvement descendant, lorsqu'il est déséquilibré, il cause une augmentation de déchets et de toxines. Par conséquent, le traitement d'Apana est la première considération dans le traitement de Vata. Ceci permet à Prana et à Udana ainsi qu'aux autres Vayus (Vata) de fonctionner normalement à nouveau en réduisant l'action limitante d'Apana.

Étant donné que les désordres de Vata sont à l'origine de la plupart des maladies et que les dysfonctionnements de Vata accompagnent toujours ceux des deux autres Doshas, nous devons toujours envisager de normaliser Apana dans le traitement de toute maladie. C'est la force descendante de décomposition qui se manifeste à chaque fois qu'il y a perte de force et accumulation de toxines. Apana est augmenté par l'inertie et la pesanteur, étant donné qu'elle est de même nature que la force de décomposition. Apana est la puissance de maladie inhérente dans le corps, la tendance naturelle que nous avons à nous décomposer, ce qui fait partie de notre connexion avec la terre.

Prana et Apana régissent l'admission et l'élimination du Prana ou énergie vitale. Samana et Vyana sont à un niveau physique plus profond. Samana apporte le Prana dans les tissus et Vyana le fait circuler à travers tout le corps. Udana est la culmination, ce qui est notre énergie et notre motivation dans la vie.

5 upa vata (Vayus)

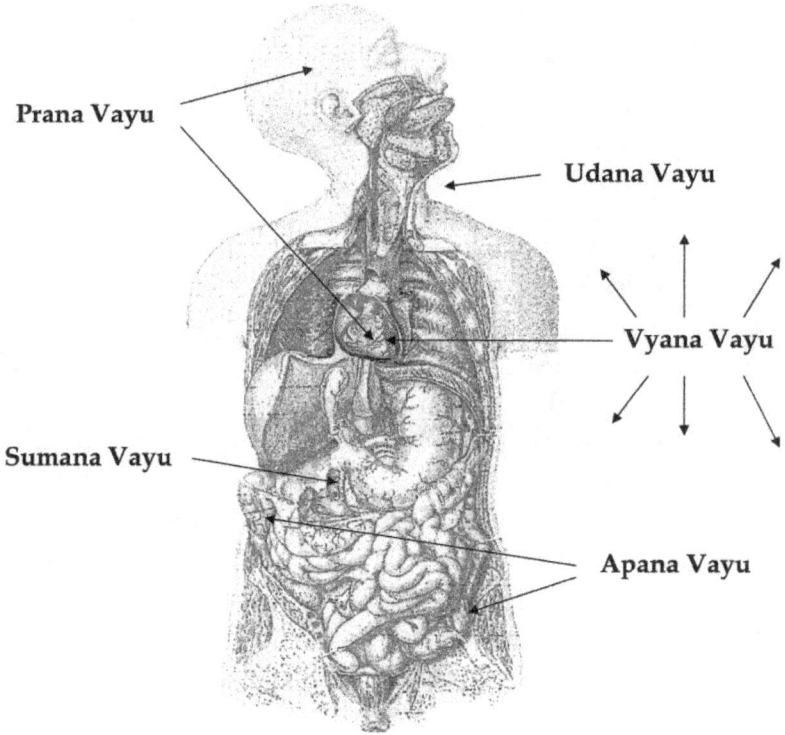

Prana Vayu

Udana Vayu

Vyana Vayu

Sumana Vayu

Apana Vayu

2000 © Atreya Smith

Nous remarquons donc qu'il y a un Prana ou énergie vitale sous cinq formes selon ses différentes puissances et directions de mouvement.

Nous pouvons l'imaginer comme une croix avec le Prana au centre en tant que facteur de régulation. Udana, qui s'élève, serait en haut et Apana qui chute serait en bas. Samana serait à gauche et irait d'Apana à Udana en équilibrant les deux dans une direction ascendante. Vyana serait à droite et se déplacerait d'Udana à Apana, équilibrant les deux dans une direction descendante. Nous devons apprendre à maintenir ces cinq forces dans un équilibre approprié.

Samana possède une force équilibrante mais centripète (qui se déplace vers le centre) comme la puissance de digestion. Vyana a une force équilibrante mais centrifuge (qui s'éloigne du centre) comme la puissance du mouvement.

Dans les textes antiques, tels les Upanishads, deux formes principales de Prana sont identifiées, le Prana et l'Apana, en tant qu'inspiration et expiration, avec Samana dans l'intervalle en tant que facteur métabolique équilibrant. Vyana se développe en tant qu'aptitude à faire circuler le Prana absorbé, ce qui se produit pendant la rétention mais généralement pendant sa seconde phase (Samana régissant la première phase). Udana se développe en tant que côté positif de l'expiration ou aptitude à extraire l'énergie qui suit l'inspiration.

Par conséquent, les cinq Pranas sont des étapes différentes du processus de respiration. Prana, l'air principal, est l'inspiration. Samana, l'air équilibrant est la rétention ou le point entre l'inspiration et l'expiration. Vyana, l'air qui sort, le suit avec l'inspiration. Udana, l'air ascendant, est la première partie de l'expiration. Apana, l'air descendant, est la seconde partie de l'inspiration. Vyana peut aussi être lié au deuxième point de rétention, situé entre l'expiration et l'inspiration.

Par le contrôle du souffle (Pranayama) à ces points différents, nous pouvons apprendre à réguler et à renforcer les Pranas.

Mouvement de la Force Vitale (Prana)

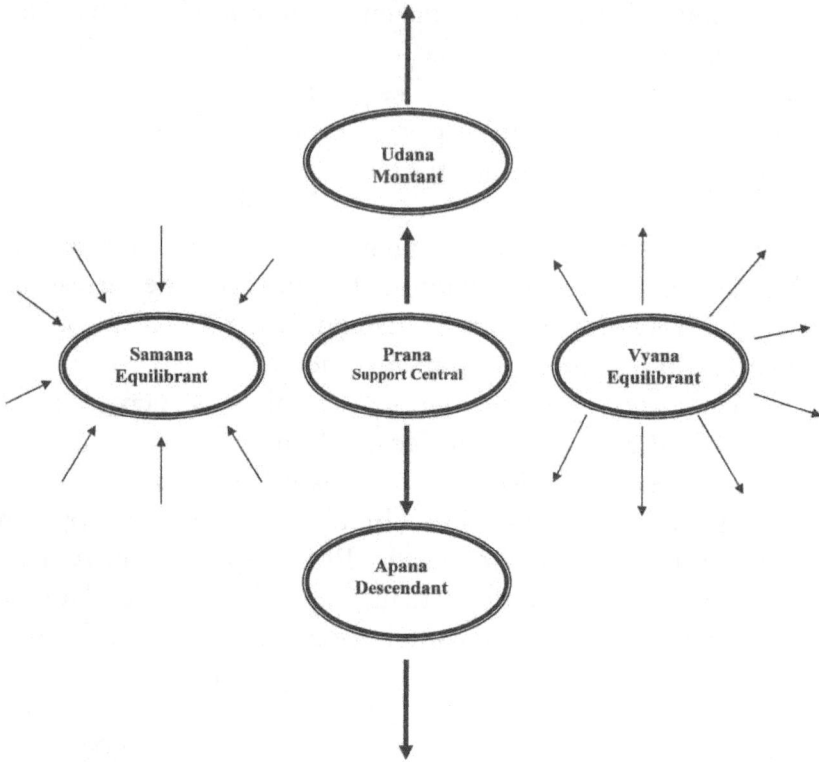

```
              ↑
      ╭───────────────╮
      │    Udana      │
      │   Montant     │
      ╰───────────────╯
              ↑
╲  ↓  ↓  ╱         ↗  ↗  ↗
╭─────────╮ ╭─────────────╮ ╭─────────────╮
│ Samana  │ │   Prana     │ │   Vyana     │
│Equilibrant│ │Support Central│ │Equilibrant │
╰─────────╯ ╰─────────────╯ ╰─────────────╯
╱  ↑  ↑  ↖         ↙  ↓  ↘
              ↓
      ╭───────────────╮
      │    Apana      │
      │  Descendant   │
      ╰───────────────╯
              ↓
```

Résumé des cinq Vayus

Le Prana régit l'admission d'énergie par l'intermédiaire de la nourriture, de la boisson, du souffle, des impressions, des émotions, des pensées et de la conscience. Il réside dans la tête et se déplace vers l'intérieur et vers le bas permettant la réception de toutes les sources d'énergie. Le souffle est l'action clé pour le Prana. En respirant, nous pouvons non seulement absorber l'énergie de l'air, mais nous pouvons également nous relier à des sources d'énergie plus subtiles à travers la conscience. La respiration consciente nourrit à la fois l'énergie et la conscience. Une réceptivité adéquate, une ouverture sur le divin et sur la vie cosmique sont ce qui permet un fonctionnement correct du Prana.

Udana régit la puissance d'énergie par l'intermédiaire de la parole, de l'effort physique, de l'enthousiasme émotionnel et par le jugement mental. Il est responsable de l'utilisation créative de notre énergie. C'est le résultat final de la nutrition, l'énergie positive créée par lui. Une aspiration juste dans la vie et des valeurs justes sont ce qui permet un fonctionnement correct d'Udana.

Samana régit l'absorption d'énergie par l'intermédiaire des systèmes digestifs et des autres systèmes. Si notre esprit et nos émotions ne sont pas en harmonie (*Sama*) alors nous serons incapables d'absorber les substances nutritives à aucun niveau. La paix et l'équilibre, l'harmonie et l'équilibre intérieur et avec notre environnement naturel sont ce qui permet un fonctionnement correct de Samana

Vyana régit la circulation d'énergie par l'intermédiaire du système circulatoire (corps physique) mais aussi par la respiration, les sens, les émotions, les pensées et la conscience. Il transporte le Prana absorbé aux endroits où il peut travailler et s'exprimer. Une action juste, une action en harmonie avec nos valeurs et notre aspiration, y compris la libre expression de la pensée, des émotions, de la perception et de la conscience sont ce qui permet un fonctionnement correct de Vyana

Apana régit l'élimination de l'énergie usée par l'intermédiaire de toutes les sources d'énergie. Celles-ci incluent l'action d'uriner, la défécation et l'expiration. Apana est semblable à un bouchon sur l'énergie du corps. Il peut être ouvert pour laisser sortir l'énergie usée mais s'il est trop laissé ouvert, il évacuera complètement le Prana du corps. Pourtant, son côté positif est qu'il élimine les toxines et soutient les autres Pranas et soutient la vie grâce à la reproduction. Notre aptitude à écarter la négativité sans réagir par rapport à elle est ce qui permet un fonctionnement correct d'Apana. Lorsqu'il fonctionne bien,

Apana écarte la décomposition en éliminant les forces de décomposition du corps.

Nous constatons que la totalité des cinq Vayus sont plus complexes que leur simple présentation physique. En plus de leurs emplacements et actions dans le corps physique, ils agissent également sur les aspects plus subtils de notre être comme sur les sens, le souffle, les émotions, les pensées et la conscience. Chaque aspect possède également son activité sur la peau (qui est liée avec les sens et la respiration). Maintenir l'ensemble des cinq Vayus en équilibre et dans leur fonctionnement approprié est la clef d'une bonne santé.

Les sous-Doshas de Pitta

Les cinq formes de Pitta s'appellent *Sadhaka, Alochaka, Pachaka, Bhrajaka* et *Ranjaka*. On se réfère parfois à elles en tant que *Agni* ou formes de feu, étant donné qu'elles servent toutes à fournir ou promouvoir de la chaleur à certain niveau.

1. Sadhaka Pitta

Sadhaka Pitta signifie le feu qui détermine ce qu'est la vérité ou la réalité, de la racine *sadh* qui signifie « accomplir ou réaliser ». Il est situé dans le cerveau et le cœur et nous permet d'accomplir les buts de l'intellect, de l'intelligence et de l'ego. À un niveau inférieur, cela inclut les buts mondains de plaisir, de richesse et de prestige et à un niveau supérieur, le but spirituel ou la libération.

Sadhaka Pitta fonctionne à travers le système nerveux et les sens. Il confère le feu et l'aptitude digestive au cerveau et aux sens. Lorsqu'il est déséquilibré, nous souffrons d'un manque de clarté, de confusion ou d'illusion et nous sommes dans l'impossibilité de distinguer entre notre imagination et la réalité.

Sadhaka Pitta régit notre énergie mentale, notre digestion mentale (la digestion des impressions, des idées ou croyances) et notre pouvoir de discernement. Son développement est souligné dans le Yoga, en particulier le Yoga de la Connaissance, où on nous enseigne à distinguer entre l'éternel et l'éphémère, le réel et l'apparent. Notre intelligence, *Buddhi*, fonctionne grâce à lui.

Comme le Prana, il a un mouvement centripète. Il régit la combustion intérieure, la libération de l'énergie de nos impressions et des expériences de la vie pour renforcer l'esprit. Il dirige notre intelligence vers l'intérieur.

2. **Alochaka Pitta**

Alochaka Pitta signifie le feu qui régit la perception visuelle. Il est situé dans les yeux et est responsable de la réception et de la digestion de la lumière du monde externe. Situé dans la pupille des yeux, il nous permet de voir. Lorsqu'il est affaibli, nous souffrons d'une mauvaise vision ou de maladies des yeux.

Comme Udana Vayu, il a un mouvement ascendant qui nous fait rechercher la lumière, la clarté et la compréhension. Sa réception de la lumière aide à nourrir le mental et l'esprit. La qualité de l'âme est toujours visible à travers la lumière des yeux. À travers elle, nous pouvons souvent déterminer la condition du foie. La clarté dans les yeux reflète une bonne puissance de digestion et une intelligence plus profonde (Sattva).

3. **Pachaka Pitta**

Pachaka Pitta signifie la forme de Pitta (Feu) qui digère les choses, *Pachati*. Il est situé dans l'intestin grêle et régit le pouvoir de digestion. De lui découlent les sels et les acides de bile qui digèrent notre nourriture. De plus, il régit la régulation de la température du corps et aide à maintenir la fonction de la circulation.

Lorsqu'il est déréglé, nous souffrons d'indigestion, en particulier d'hyperacidité et d'ulcères lorsqu'il est élevé. Lorsqu'il est faible nous avons une faible absorption et un manque de chaleur dans le corps, et généralement un Agni faible ou feu digestif faible.

5 *upa pittas*

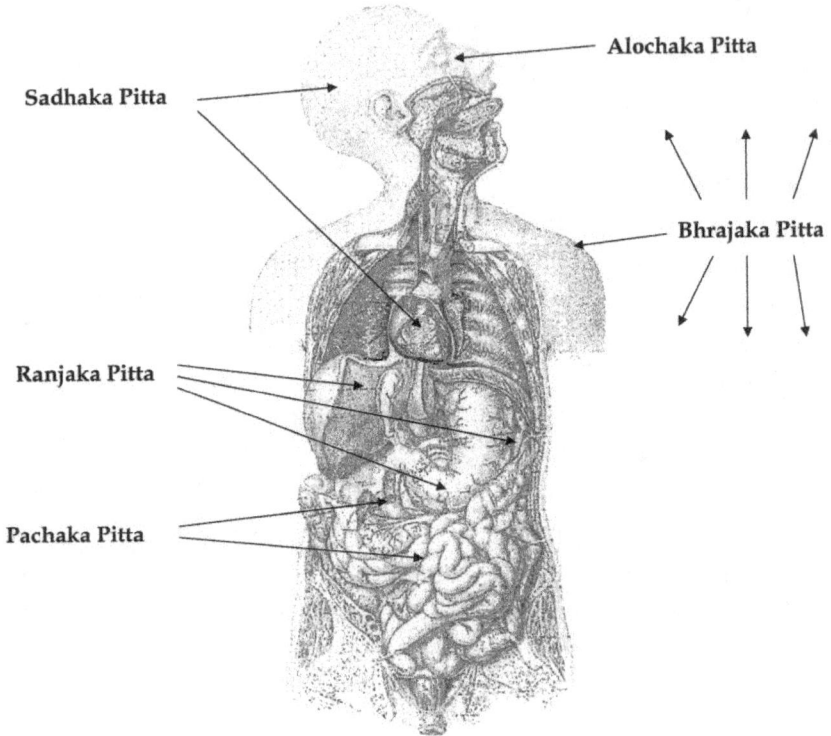

Alochaka Pitta

Sadhaka Pitta

Bhrajaka Pitta

Ranjaka Pitta

Pachaka Pitta

2000 © Atreya Smith

Pachaka Pitta est la base et le soutien des autres formes de Pitta. Son emplacement principal se situe dans l'intestin grêle et sa fonction principale est la digestion. Pachaka Pitta est la première chose à considérer dans le traitement de Pitta, étant donné que notre source principale de chaleur est le feu digestif, Agni, avec laquelle cette forme de Pitta est intimement liée.

Comme Samana Vayu, il a principalement une action

équilibrante ou harmonisante et distingue les substances nutritives de celles non nutritives dans la nourriture. Il est à la fois responsable de la formation de nos tissus et de la destruction de tout microbe pathogène qui a pénétré dans le corps avec la nourriture.

4. Ranjaka Pitta

Ranjaka Pitta signifie la forme de feu qui donne la couleur. Il est situé dans le foie, la rate, l'estomac et l'intestin grêle et donne de la couleur au sang, à la bile et aux selles. Il réside principalement dans le sang et est impliqué dans la plupart des troubles hépatiques. Il fonctionne comme chaleur dans le sang et dans le système circulatoire.

Comme Apana Vayu, il a une énergie descendante et peut favoriser des toxines. Lorsqu'il accumule Pitta, il colore les autres sécrétions et déchets du corps, en particulier l'urine et les excréments.

5. Bhrajaka Pitta

Bhrajaka Pitta signifie le feu qui régit l'éclat ou le teint. Il est situé dans la peau et maintient le teint et la couleur de la peau. Lorsqu'il est déséquilibré, par exemple, il cause les éruptions cutanées ou la décoloration de la peau. Il régit notre digestion de la chaleur ou de la lumière du soleil, que nous absorbons par la peau. À travers lui, nous pouvons généralement connaître la température et la chaleur du corps, et il digère la lumière.

Comme Vyana Vayu, il est impliqué dans le processus de la circulation et a une énergie qui se dirige vers l'extérieur. Il est semblable à la chaleur de notre circulation périphérique. Par lui, notre chaleur est répandue et dispersée. Lorsqu'il est élevé, il provoque la transpiration.

Les sous-Doshas de Kapha

Les cinq formes de Kapha sont *Tarpaka, Bodhaka, Kledaka,*

Sleshaka et *Avalambaka*. Ce sont différentes formes de sécrétions mucoïdes.

1. **Tarpaka Kapha**

Tarpaka Kapha signifie la forme de l'eau qui donne de la satisfaction, *Tripti*. Il est situé dans le cerveau et le cœur et soutient le fluide cérébro-spinal. Il donne de la force, de la nourriture et de la lubrification aux nerfs. Intérieurement, il régit le calme et la stabilité émotionnels, le bonheur ainsi que la mémoire (l'aptitude à retenir les idées). Sa détérioration se manifeste en tant que mécontentement, malaise, nervosité et insomnie.

La pratique du Yoga augmente également cette forme mentale de Kapha et apporte la satisfaction et la béatitude (Ananda). Comme le Prana, il a un mouvement centripète et nous permet de sentir le bonheur dans notre propre nature. Il nous oriente vers les formes intérieures de la joie. La méditation favorise sa sécrétion qui devient *Soma* ou *Amrit*, ou nectar de l'immortalité.

2. **Bodhaka Kapha**

Bodhaka Kapha signifie la forme de l'eau qui confère la perception. Il est situé dans la bouche et la langue sous forme de salive qui nous permet de goûter notre nourriture. Comme Kledaka, il fait également partie de la première étape de la digestion. Sa détérioration se manifeste en tant que manque de goût ou un sens de goût déséquilibré, ce qui précède souvent les troubles de Kapha.

Comme Udana, il a un mouvement ascendant et nous donne la connaissance. Comme Alochaka Pitta, il se situe dans la tête et favorise notre perception. Il régit notre sens du goût à la vie et le raffinement de notre goût car nous recherchons des formes plus subtiles de plaisir lorsque que nous évoluons.

3. **Avalambaka Kapha**

Avalambaka Kapha signifie la forme de l'eau qui nous

procure du soutient. Il est situé dans le cœur et les poumons et lubrifie la poitrine. C'est l'entrepôt de Kapha (du mucus) et de lui dépendent les actions des autres Kapha dans le corps. Il crée non seulement le mucus et les fluides des parois intérieures pulmonaires, mais également ceux du cœur et de la gorge. Il correspond au plasma fondamental (Rasa) du corps, le constituant aqueux primaire du corps qui est distribué par l'activité des poumons et du cœur, et à partir duquel est produit tout dérivé de Kapha.

Comme Apana, il a une action descendante et il procure du soutient. Il nous aide à nous sentir stables à l'intérieur de notre poitrine et de notre cœur. Cependant, il peut aussi nous rendre pesants et dépendants. La plupart des formes d'attachement émotionnel extrême le font augmenter. Physiquement, cela entraîne un poids excessif ainsi que la plupart des troubles pulmonaires et on le remarque par la congestion dans les poumons et par l'inflammation des ganglions.

Avalambaka est la forme principale de Kapha dans le traitement des maladies. Son dysfonctionnement est à la base de toutes les accumulations de mucus dans le corps. Dégager le mucus de la poitrine sert de base pour débarrasser le mucus du corps entier. Même la rétention d'eau (l'œdème) est souvent mieux traitée en dissipant le mucus de la poitrine plutôt qu'en favorisant la miction (l'action d'uriner). Comme Apana Vayu, et Pachaka Pitta, nous devons nous souvenir que cela est le sous-Dosha clé dans le processus de la maladie.

4. Kledaka Kapha

Kledaka Kapha signifie la forme de l'eau qui humidifie. Il est situé dans l'estomac sous forme de sécrétions alcalines des parois internes des muqueuses et généralement des muqueuses du système digestif. Il est responsable de la liquéfaction des aliments et du premier stade de la digestion. Si les aliments ne sont pas liquéfiés correctement, les acides ne peuvent pas exercer leur action sur eux de manière correcte. Sa détérioration se manifeste en tant que sécrétions irrégulières des fluides de l'estomac et en tant qu'excès de mucus.

5 upa kaphas

Tarpaka Kapha

Bodhaka Kapha

Avalambaka Kapha

Kledaka Kapha

Sleshaka Kapha

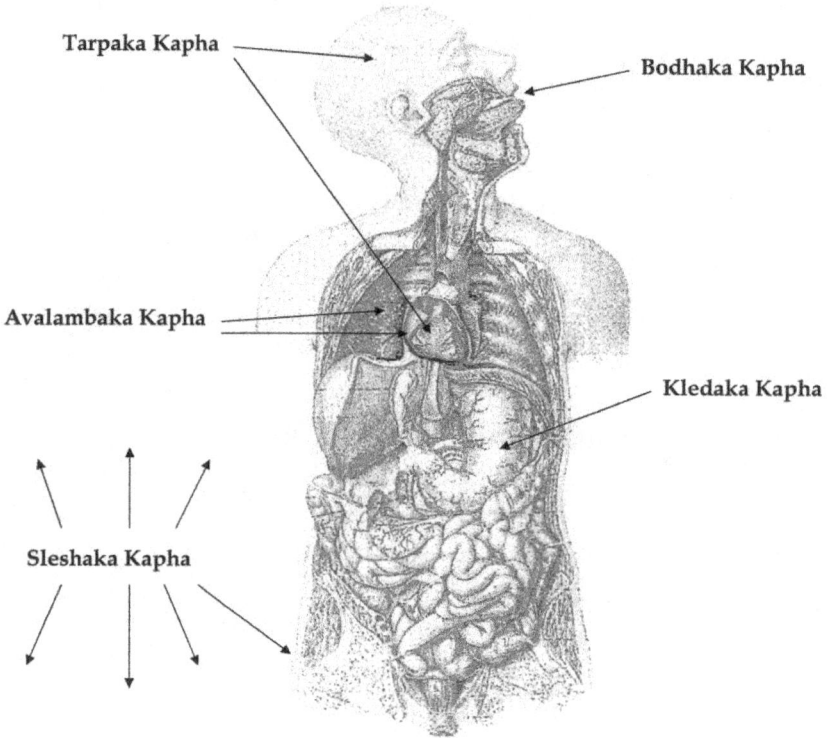

2000 © Atreya Smith

Comme Samana, Kledaka a une action équilibrante et sert d'intermédiaire entre l'appareil digestif et nos tissus internes, de même qu'il règle le contenu d'humidité dans le processus de digestion. Il travaille également en harmonie avec Pachaka Pitta afin de protéger les muqueuses internes du système digestif pour qu'elles ne soient pas endommagées par la chaleur de Pachaka Pitta et d'Agni, le feu digestif.

5. Sleshaka Kapha

Sleshaka Kapha signifie la forme de l'eau qui procure la lubrification, de la racine *slish*, être moite ou collant. Il est situé dans les articulations en tant que fluide synovial et est responsable de les replier et de leur favoriser une aisance de mouvement. Sa détérioration se manifeste sous forme de conditions arthritiques.

Comme Vyana Vayu, il a une action vers l'extérieur et favorise notre force et stabilité dans les mouvements externes. Il peut, cependant, occasionner un relâchement, de la lourdeur et des mouvements difficiles et est habituellement impliqué dans les troubles arthritiques. En trop faible quantité, il va causer des articulations sèches, craquantes et des mouvements difficiles. En trop grande quantité, les articulations vont enfler.

Les sous-Doshas et leurs relations

Les cinq formes de Vata, Pitta et Kapha correspondent généralement à :

Prana Vayu	Sadhaka Pitta	Tarpaka Kapha
Udana Vayu	Alochaka Pitta	Bodhaka Kapha
Samana Vayu	Pachaka Pitta	Kledaka Kapha
Vyana Vayu	Bhrajaka Pitta	Sleshaka Kapha
Apana Vayu	Ranjaka Pitta	Avalambaka Kapha

Les trois premiers, Prana, Sadhaka et Tarpaka, sont liés au cerveau, au cœur et au système nerveux et possèdent une action de contrôle sur les autres formes de Doshas semblables. Les trois suivants, Udana, Alochaka et Bodhaka sont situés dans la tête et sont liés à l'activité sensorielle. Ils favorisent la perception, augmentent la volonté et l'aspiration et aident à augmenter le fonctionnement des autres formes de Doshas similaires.

Le troisième groupe, Samana, Pachaka et Kledaka favorisent

le processus de digestion. Le quatrième groupe, Vyana, Bhrajaka et Sleshaka sont liés aux membres, à la peau et à la surface du corps. Les trois derniers, Apana, Ranjaka et Avalambaka ont un rôle de soutien pour les autres.

D'une façon générale, nous devrions essayer d'augmenter la puissance des formes les plus subtiles des Doshas et diminuer celle des plus grossières.

Le Prana est augmenté par la pratique du Pranayama, par une attitude positive et une volonté positive. Sadhaka Pitta est augmenté par la pratique du discernement et par la clarté de perception. Tarpaka Kapha est augmenté par la pratique de la satisfaction et en ayant foi en la vie.

Apana Vayu est diminué par l'abandon des attitudes négatives, plus particulièrement envers soi-même et par l'abandon de notre attachement aux émotions négatives telles que la pitié de soi. Ranjaka Pitta est diminué par la libération des émotions négatives telles que la colère, l'envie et la haine. Avalambaka Kapha est diminué par l'abandon de l'attachement et le besoin impérieux de sécurité et de possessions.

Chapitre 4 - Questions d'étude

1. Quelles sont les cinq formes de Vata ?

2. Quelles sont les cinq formes de Pitta ?

3. Quelles sont les cinq formes de Kapha ?

4. Quelles sont les formes principales de Vata, Pitta et Kapha pour traiter les maladies ?

5. Quels sont les mouvements des cinq formes de Vata ?

6. Pourquoi est-il si important que nous les maintenions en équilibre ?

7. Que signifie le terme sous-Dosha ?

Vaidya Atreya Smith

Chapitre 5
Les Sept Dhatus

Les trois Doshas sont les principales fondations de l'Ayurvéda parce qu'ils catégorisent les fonctions en trois classifications. Les « cinq états de la matière » qu'ils contrôlent représentent l'aspect structurel du corps. Ainsi, les cinq groupes de matière qui façonnent la structure ne sont pas vraiment des « choses » mais des groupes de matière qui ont des « fonctions » similaires. La nature possède une loi qui énonce : « la forme suit la fonction ». Cela peut être observé dans la nature de diverses façons, par exemple comment le mouvement du vent modifie la forme et la structure des arbres, du sable, des roches, etc. Par conséquent, les *Dhatu* suivent les Doshas car les Doshas sont les fonctions et les Dhatus représentent la forme ou la structure.

Voici la définition classique de l'Anatomie et de la Physiologie en Ayurvéda :

dosa-dhātu-malā mūlam sadā dehasya tam calah|

« Les Doshas, les Dhatus et les Malas sont les fondations du corps tout au long de la vie. »
AH.SU.11.1

Après les trois Doshas, il y a quatre divisions principales en anatomie ayurvédique – les *Dhatu* (les tissus), les *Srota* (les canaux), les *Mala* (les déchets) et les *Kala* (membranes qui définissent et séparent). Ce sont Prana, Agni et Ojas qui animent ces fonctions et les structures physiques. Dans les textes ayurvédiques, les Dhatus incluent les organes, les glandes, les canaux (Srota) et les membranes (Kala).

Dosha	Les fonctions corporelles qui favorisent l'entrée et la sortie des éléments du corps
Dhatu	L'aspect structurel du corps formé par les substances nutritives
Mala	Les déchets produits par un métabolisme correct (fonction)

Dans l'application pratique, il existe une différence de diagnostic et de traitement entre les Dhatus et les Srotas. Par conséquent, dans ce cours, nous étudierons ces deux éléments indépendamment. Les Kalas peuvent être considérés comme faisant partie des Dhatus aussi le diagnostic et le traitement d'un Dhatu corrigera tout problème provenant des Kalas. Cependant, les Kalas ont un rôle important et une leçon entière leur sera consacrée également dans ce cours. Prana, Agni et Ojas représentent l'intelligence vitale du corps (Prana) ; la capacité de transformer la matière (Agni) ; et « l'alimentation » fondamentale provenant de la nature (Ojas). Chacun de ces trois éléments a une fonction corporelle générale et une fonction spécifique dans les Dhatus.

Après le Dosha, l'élément le plus important en anatomie ayurvédique est le concept de Dhatu. Le mot sanskrit Dhatu signifie « racine » ou « soutien ». Il vient de la racine *du* en Sanskrit. La définition courante de Dhatu est : « ce qui soutient (*Dharana*) et ce qui nourrit (*Poshana*) ».

« Ce qui nourrit le Dhatu suivant et soutient le corps est connu sous le nom de Dhatu. Cela signifie que Upadhatu (sous-tissu) peut soutenir mais ne

peut pas nourrir, par conséquent, Upadhatu ne nourrit aucun niveau du corps ».

La définition ci-dessus implique que les Dhatus sont les facteurs principaux tant pour la physiologie que pour le fait de nourrir. Elle montre aussi que les Upadhatus, ou les sous-tissus, produits par les Dhatus, ne peuvent pas être considérés comme un Dhatu en soi car il ne peut pas nourrir les autres Dhatus. De plus, les Doshas ne peuvent pas être appelés des Dhatus parce qu'ils ne peuvent pas réaliser les deux exigences que sont le soutien et le fait de nourrir. Avec cette même définition, Mala ne peut pas non plus être un Dhatu, car il ne peut ni soutenir, ni nourrir le corps. Par conséquent, seuls les sept Dhatus peuvent être appelés « Dhatu » d'après cette définition.

Tandis que les Doshas sont les facteurs qui causent les maladies, les Dhatus sont les emplacements de la maladie. Ainsi ils sont appelés *Dushya*, ou « ce qui peut être endommagé ». Les Dhatus sont produits à partir de la masse de nourriture digérée, dont les déchets sont éliminés par les selles et l'urine. Ce sont :

1. Le Plasma (Rasa)
2. L'hémoglobine (Rakta)
3. Les Muscles (Mamsa)
4. La Graisse ou tissus adipeux (Meda)
5. Les Os (Asthi)
6. La Moelle et tissu nerveux (Majja)
7. Les Tissus Reproducteurs (Shukra)

Rasa Dhatu

L'activité du plasma est de procurer de la nourriture ou du plaisir (*Prinana*). Le plasma fournit de la nutrition à tous les tissus, sert également à les remplir et nous procure une sensation de plénitude. Il est responsable de l'hydratation des tissus et du maintien de l'équilibre des électrolytes.

Lorsque le plasma ou Rasa est en quantité suffisante, nous ressentons du bonheur et de la satisfaction. Nous avons de l'énergie et de la vitalité et aimons bouger et agir. Rasa nous donne la saveur de vivre et une sensation de beauté et de joie. Le terme « Rasa » signifie à la fois « essence », « sève » et « circuler », comme dans le plaisir de la danse.

Le plasma envahit le corps entier mais ses emplacements principaux sont le cœur, les vaisseaux sanguins, le système lymphatique, la peau et les muqueuses. Le plasma et Kapha sont étroitement liés. Le plasma est le récipient et Kapha le contenu.

Rakta Dhatu

La fonction de l'hémoglobine est de dynamiser ou de donner du sens à la vie (*Jivana*). Sur le plan physique, c'est l'aptitude à oxygéner les cellules, qui sinon ne pourraient pas respirer et se décomposeraient. De nombreuses maladies, telles que le cancer, se forment lorsque les cellules manquent d'oxygène.

Lorsque notre sang est suffisant, notre énergie vitale abonde. Nous avons la foi, de l'amour et de la passion. Rakta signifie littéralement « ce qui est coloré » ou « ce qui est rouge ». L'hémoglobine nous donne de la couleur, littéralement et au figuré et comme fluide tel que le plasma, il nous procure l'aisance de mouvement.

L'hémoglobine est similaire à Pitta par ses qualités et ses fonctions. L'hémoglobine est le récipient et Pitta le contenu.

Mamsa Dhatu

La fonction du tissu musculaire est de plâtrer ou de relier (*Lepana*). Les muscles, en tant que couverture gélatineuse, servent à couvrir et à donner de la force à notre charpente corporelle de base. Ils nous fournissent l'aptitude au travail et à l'action. Lorsque notre tissu musculaire est défectueux nous manquons de cohésion et d'intégration. Lorsqu'il est suffisant, nous avons du courage, de la confiance et de la force ainsi que la capacité d'ouverture, de pardon et de bonheur. Le terme Mamsa lui-même provient de la racine *mam* qui signifie « tenir fermement ».

Meda Dhatu

La fonction de la graisse ou du tissu adipeux est la lubrification, (Snehana signifiant également affection) principalement des muscles et des tendons mais également des autres tissus. Par exemple, elle aide à lubrifier la gorge et procure une voix mélodieuse. La graisse nous fournit une sensation de douceur, d'aise, et au niveau psychologique, le sentiment d'être aimé. C'est la raison pour laquelle de nombreuses personnes deviennent obèses, pour contrebalancer la sensation de ne pas se sentir aimé. « Meda » lui-même signifie « ce qui est huileux ».

Asthi Dhatu

La fonction des os est le soutien (*Dharana*). Les os servent à maintenir tous nos tissus et leur donnent de la fermeté et une fondation forte. Lorsqu'ils sont suffisants, nous avons de la stabilité, de la confiance, de la sécurité, de l'assurance et de la résistance. « Asthi » provient de la racine *stha*, se tenir debout, ou endurer.

Les os retiennent le Dosha de Vata, ou de l'air (vent) dans le corps. Les os sont les récipients et Vata, le contenu. Vata réside dans les espaces osseux.

Majja Dhatu

La fonction de la moelle est de nourrir ou de satisfaire (*Purana*). La fonction de la moelle est de remplir l'espace vide à l'intérieur du corps, tel que les conduits nerveux, les os et la cavité du cerveau. Elle pourvoit également aux sécrétions du fluide synovial et favorise la lubrification des yeux, des excréments et de la peau. Elle est de deux sortes, la moelle épinière et la moelle osseuse, la dernière produisant également des globules rouges.

La moelle nous procure une sensation de plénitude, et de satisfaction dans la vie. Lorsqu'elle est défectueuse nous nous sentons vide et anxieux. Elle pourvoit à l'affection, à l'amour et à la compassion par sa nature lubrifiante. *Majja* provient de la racine *maj* ou « sombrer », car le tissu nerveux est situé au centre des os. Par conséquent, elle sert à nous soutenir.

Shukra Dhatu

La fonction du fluide reproducteur est la reproduction (*Garbha Utpadana)*. Il nous permet de produire une autre vie et de continuer le grand courant de la vie humaine. Ici, Shukra signifie plus particulièrement la semence (l'ovule chez les femmes) et tous les fluides reproducteurs en général. Lorsqu'il est insuffisant, il cause un manque général de créativité et plus particulièrement l'impuissance et la stérilité.

Il procure de la force, de l'énergie et de la résistance pour tout le corps et maintient la fonction immunitaire. *Shukra* lui-même signifie « semence » et « lumineux » et est également le nom sanskrit pour la planète Vénus. Le fluide reproducteur fournit de la lumière aux yeux et de l'inspiration à l'âme.

Shukra est un peu différent pour les femmes que pour les hommes. Il contient un élément reproducteur (le sperme et l'ovule) et un élément de plaisir (les fluides agréables libérés lors de l'acte sexuel). Alors que chez les hommes ces deux éléments fonctionnent simultanément, chez les femmes ils fonctionnent différemment. Chez les femmes, l'activité sexuelle ne correspond pas à la libération de l'ovule, mais entraîne la libération d'autres aspects de Shukra dhatu.

C'est la raison pour laquelle une hystérectomie n'élimine pas l'aptitude de la femme à avoir du plaisir sexuel, bien que cela affecte sa capacité reproductrice. Cela n'affecte pas non plus son aptitude à sublimer l'énergie sexuelle. C'est l'aspect de plaisir du tissu reproducteur qui chez elle va réclamer la sublimation des pratiques spirituelles, et non l'aspect reproducteur.

Les tissus et les Doshas

Kapha est responsable de tous les tissus en général et plus particulièrement de cinq des sept tissus, étant donné qu'ils sont la substance fondamentale du corps. Ce sont le plasma, les muscles, la graisse, la moelle et les fluides de reproduction.

Pitta et Vata servent tous deux à créer des tissus. Pitta crée le sang et Vata crée les os. Par conséquent, les Doshas créent également les tissus.

Les tissus et les éléments

Le plasma (Rasa) est composé principalement d'eau et est la solution de base dans laquelle se trouvent les autres tissus corporels. Il contient également la nourriture des cinq éléments du corps.

L'hémoglobine (Rakta) est composé de feu et d'eau, car il est à la fois un fluide et transmet de la chaleur (il produit de l'oxygène pour la respiration des cellules).

Les muscles (Mamsa) sont composés principalement de terre ainsi que secondairement d'eau et de feu. Ils sont lourds et forment la plupart de la masse du corps.

La graisse (Meda) est également principalement composée d'eau mais elle est plus raffinée que le plasma. Certains ouvrages d'Ayurvéda placent le cartilage et les ligaments (Snayu) ou le tissu conjonctif à cet endroit, à la place de la graisse.

Les os (Asthi) sont composés de terre, de ses composants minéraux et d'air, sa porosité. L'action séchante de l'air provoque le durcissement des tissus osseux.

La moelle (Majja) et les nerfs sont composés d'une forme d'eau plus subtile qui a le pouvoir de transmettre les impulsions nerveuses, ce que les formes moins évoluées d'eau, de plasma et de graisse ne peuvent pas faire. Elle se compose également de terre car elle est plus lourde.

Le fluide reproducteur (Shukra) est la forme essentielle ou causale de l'eau qui a le pouvoir de créer une nouvelle vie. C'est l'essence dérivée de tous les tissus, en particulier des tissus nerveux.

Ojas est l'essence subtile de tout le Kapha ou l'eau dans le corps et plus particulièrement, l'essence du fluide reproducteur. C'est le produit final de la nutrition et de la digestion, ainsi que la principale réserve d'énergie du corps entier.

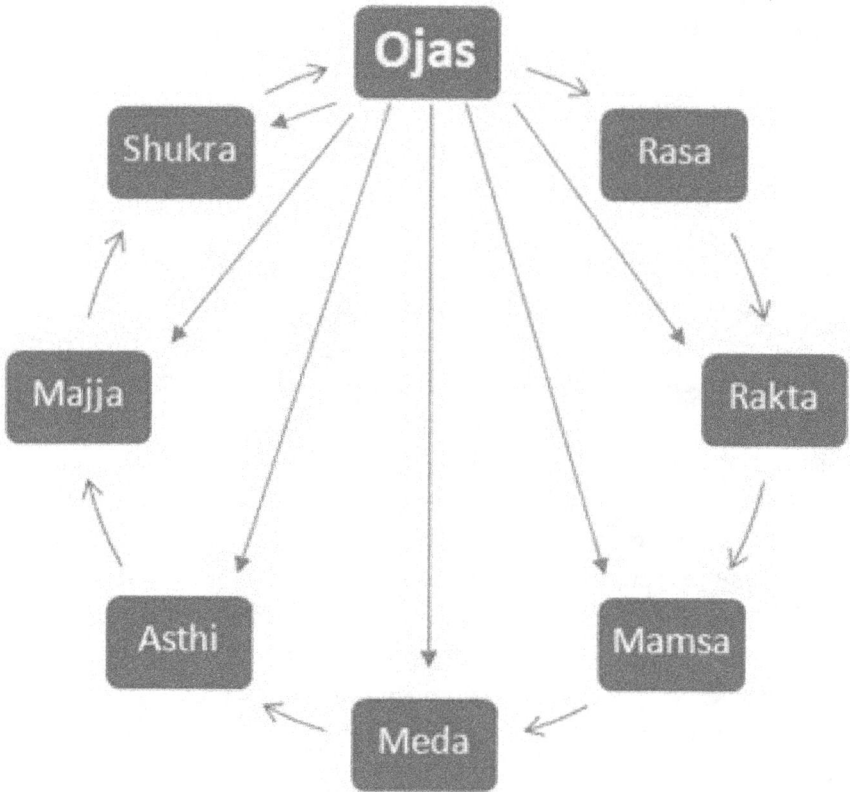

Anatomie et Physiologie Ayurvédiques

Le corps est composé de sept couches de tissus appelés Dhatus.

Les tissus sont directement produits de la quantité de nourriture *digérée*, dont les déchets sont éliminés sous forme d'excréments et d'urine.

Les tissus forment un cercle concentrique du tissu grossier au tissu subtil, chaque tissu étant produit de la digestion du précédent Dhatu.

Alors que les Doshas sont les facteurs de cause des maladies, les Dhatus sont les emplacements des maladies.

Les trois Doshas et les Dhatus

Kapha est responsable de tous les tissus en général, il est en particulier responsable de cinq d'entre eux comme étant la substance de base du corps.
Ce sont : le plasma, les muscles, la graisse, la moelle, et les tissus reproducteurs.

Pitta est responsable de l'hémoglobine.

Vata est responsable des os.

Ojas est la réserve d'énergie principale du corps. C'est le produit final de digestion, l'essence de la nourriture et le fluide reproducteur du corps.

Les maladies des Doshas sont généralement reflétées dans les tissus qu'ils régissent mais n'importe quel Dosha peut pénétrer dans n'importe quel tissu et causer des maladies.

Les maladies sont classées selon les Doshas et également selon les tissus dans lesquelles elles se sont implantées.

Le processus de nutrition des tissus

Rasa Dhatu est le fluide principal du corps ou plasma. Rasa Dhatu est présent en quantité égale dans les tissus de la lymphe et du sang. Ce que nous appelons « sang » dans le système d'anatomie moderne correspond en réalité en Ayurvéda aux Rasa et Rakta Dhatus (plasma et hémoglobine).

Rasa Dhatu est produit par le feu digestif et par le fluide provenant des aliments digérés. À partir de lui, les autres tissus sont produits. Tous les autres tissus dépendent du plasma pour leur nutrition. Rasa Dhatu est la solution de base dans laquelle les autres tissus sont produits et maintenus.

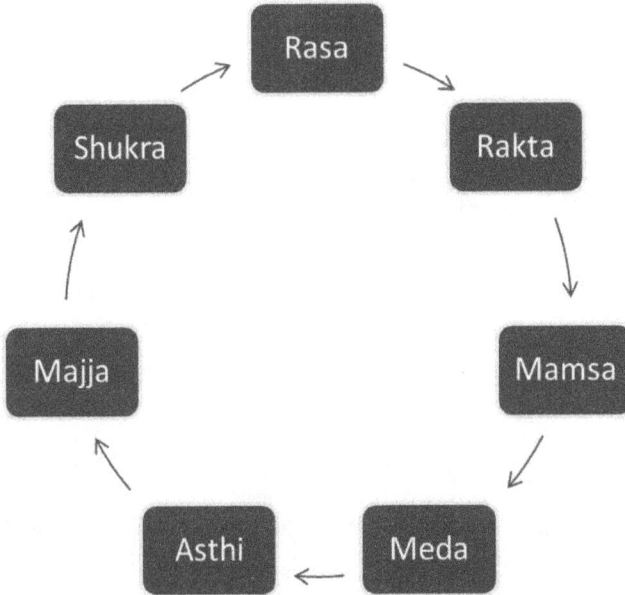

Chaque tissu est un développement de l'autre, comme la crème du lait. Chacun est produit par la digestion de l'autre, de telle manière que celui qui est le plus au-dessous devient de la nourriture pour celui qui est au-dessus. Chaque tissu est produit par ce qui est plus grossier et produit ce qui est plus subtil. Le plasma digéré devient du sang, le sang devient des muscles, les muscles deviennent de la graisse, la graisse devient des os, les os deviennent de la moelle, la moelle devient du fluide reproducteur. Par conséquent, il n'y a en réalité qu'un seul tissu dans le corps humain qui subit sept niveaux de transformation ou métamorphose. Des problèmes dans un seul de ces tissus tendent à être communiqués à tous les autres.

Les aspects stables des Dhatus

Chaque tissu possède deux aspects, un stable (*Sthayi*) et un autre en formation ou instable (*Asthayi*). Au cours de leur développement respectif, les choses suivantes se produisent :

1) La partie formatrice du tissu se transforme en forme stable par l'action spéciale de l'Agni ou feu digestif que chaque tissu possède.

2) Lors de ce processus de digestion de tissu, des tissus secondaires (Upadhatus, voir ci-dessous) sont également produits (tels que le fluide menstruel pour le plasma).

3) Des déchets sont également produits (comme Kapha pour Rasa Dhatu), de même par la digestion de la nourriture les déchets sont produits.

4) Finalement, une portion purifiée de tissu formateur est produite comme tissu formateur pour la couche de tissu suivante.

Par exemple, une fois que le plasma formateur a produit le plasma stable et ses tissus secondaires, ainsi que ses déchets de Kapha, il reste une forme plus subtile de substance qui devient le tissu formateur de l'hémoglobine (Asthayi Rakta), ou niveau de tissu suivant du corps. De cette manière, il y a une circulation constante de nutrition et de métamorphose à travers les sept tissus.

Par conséquent, une diminution de nutrition dans un tissu se reflétera dans les suivants. La formation adéquate de tout tissu dépend de deux facteurs : le tissu précédent doit être formé correctement et le feu digestif ou Agni du tissu doit être normal ou équilibré.

Si le tissu Agni (Dhatu Agni) est trop faible, une trop grande quantité de tissu se produira et sa qualité sera pauvre. Si le tissu Agni est trop élevé, trop peu de tissu sera produit. Il sera littéralement consumé.

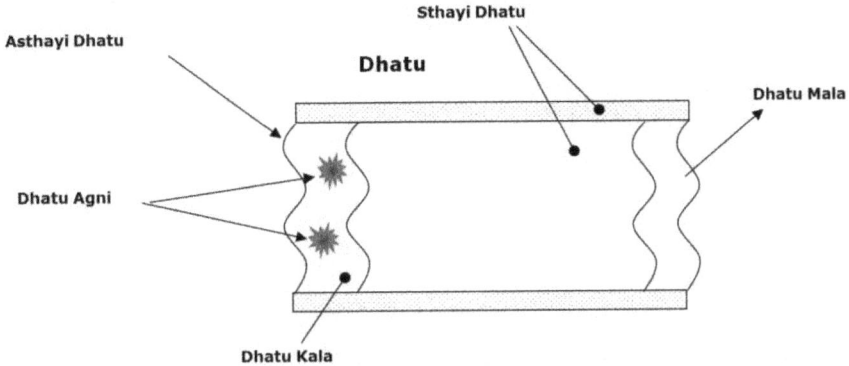

Corrélation entre les tissus

D'autre part, les tissus les plus subtils servent à soutenir les plus grossiers et conservent l'énergie accumulée. Par conséquent, le sang est du plasma concentré, les muscles du sang concentré, la graisse des muscles concentrés, les os de la graisse concentrée, la moelle des os concentrés et le fluide reproducteur de la moelle concentrée. Le fluide reproducteur est ainsi l'essence concentrée et la réserve d'énergie du corps entier.

Le tissu grossier est en plus grande quantité. Seule une portion de plasma devient du sang, dont seulement une portion devient muscle etc., jusqu'à ce que seulement une quantité relativement petite de fluide reproducteur soit produite. Mais les tissus les plus subtils sont plus concentrés et plus tenaces.

Les tissus les plus subtils se développent par un procédé plus long. Tandis que le plasma est formé en trois jours par notre digestion, cela lui prend sept jours pour se transformer en hémoglobine. Cela prend donc quarante-cinq jours pour la formation entière du fluide reproducteur. Le fluide reproducteur soutient tous les autres tissus de l'intérieur, comme le plasma le fait de l'extérieur. Tout comme une nutrition affaiblie par le plasma affaiblira tous les tissus de l'extérieur, de même une faible réserve d'énergie sous forme de fluide reproducteur insuffisant causera un délabrement des tissus intérieurs. Les mêmes tissus de base ont sept densités ou couches d'épaisseur, très semblables aux cinq éléments comme les cinq densités différentes de la matière.

Non seulement les tissus forment un cercle concentrique, ils forment également un anneau (ou bien nous pourrions dire que le cercle concentrique se retourne sur lui-même). Le plasma, ou premier tissu, a également un lien direct avec le fluide reproducteur, dernier tissu. Le plasma peut directement nourrir le fluide reproducteur, et le fluide reproducteur peut nourrir ou soutenir le plasma. Donc de nombreuses substances qui augmentent le plasma, comme le lait, augmentent également le fluide reproducteur. De plus, des insuffisances ou déficiences de plasma et de fluide reproducteur vont souvent de pair (et vice versa).

Les Upadhatus et les Malas des Dhatus
Tissus secondaires et déchets des tissus

Chaque tissu (Dhatu) possède un tissu secondaire (Upadhatu) qu'il produit, ainsi qu'un déchet (Mala). Du tissu en quantité suffisante se reflète dans son tissu secondaire. Un excès ou des impuretés de tissu se reflète dans ses déchets.

Les tissus secondaires (Upadhatus) :
1. Rasa : lait maternel et flux menstruel
2. Rakta : vaisseaux sanguins et tendons
3. Mamsa : ligaments et peau
4. Meda : épiploon (graisse péritoine de l'abdomen)

5. Asthi : dents
6. Majja : fluide sclérotique des yeux
7. Shukra : rien

Les déchets (Mala) pour les tissus :
1. Rasa : Kapha (le mucus)
2. Rakta : Pitta (la bile)
3. Mamsa : déchets dans les cavités extérieures du corps comme les oreilles et le nombril, par exemple le cérumen
4. Meda : la sueur
5. Asthi : ongles et cheveux
6. Majja : larmes et sécrétions lacrymales
7. Shukra : mucus ou smegma (déchet secrété par les organes génitaux).

Relation entre les Dhatus, Upadhatus et Dhatu Mala

Dosha	Dhatu	Upadhatu	Mala
Kapha	Rasa (plasma)	Menstruation, Lactation	Kapha (mucus)
Pitta	Rakta (hémoglobine)	Vaisseaux, Tendons	Pitta (bile)
Kapha	Mamsa (muscles)	Ligaments, Peau	Cérumen
Kapha	Meda (graisse)	Omentum	Transpiration
Vata	Asthi (os)	Dents	Ongles et Cheveux
Kapha	Majja (moelle, nerfs)	Sclérotique	Larmes
Kapha	Shukra (reproducteur)	rien	Smegma

Les états optimaux des tissus

Des individus peuvent avoir des tissus purs ou parfaits, c'est à dire qu'ils apparaissent dans un état de fonctionnement optimal (Dhatu Sara). Cela fournit une puissance spéciale à la constitution et procure une bonne santé. Ceci nous montre aussi ce que nous devons rechercher dans les tissus en bonne santé.

1. L'état optimal Rasa est révélé par un beau teint, une peau et des cheveux doux, lisses, huileux et brillants, une bonne résistance et un naturel joyeux.

2. L'état optimal Rakta est révélé par une bonne couleur dans les mains et les pieds, sur les joues, les lèvres et la langue, par la conjonctive des yeux et le pavillon des oreilles, par une peau chaude, par une bonne vitalité mais une sensibilité au soleil et à la chaleur et par une grande passion de vie.

3. L'état optimal Mamsa est révélé par une bonne force physique, une aptitude aux exercices physiques, une adaptabilité de mouvements et un bon développement des muscles du cou, des épaules et des cuisses. Le caractère sera fort et courageux, possédera de la force morale et de l'intégrité.

4. L'état optimal de Meda est révélé par de la graisse en quantité suffisante mais non excessive dans le corps, par une bonne lubrification des tissus, avec des cheveux, des yeux et des selles oléagineux, par une voix mélodieuse et émotionnellement par beaucoup d'amour, d'affection, de joie et d'humour.

5. L'état optimal Asthi est révélé par une grande charpente, de grandes articulations, des os proéminents et droits avec une flexibilité de mouvements. Les dents sont blanches, grandes et fortes et les pieds ont tendance à être longs.

Psychologiquement, on trouve beaucoup de patience, de constance, de stabilité et une aptitude aux travaux difficiles.

6. L'état optimal de Majja et des nerfs est indiqué par de grands yeux clairs, par des articulations fortes, par une bonne acuité sensorielle, par de bons pouvoirs d'élocution et par la capacité à supporter la douleur. Le mental est vif, clair, sensible et enthousiaste avec une bonne mémoire, et une nature ouverte, réceptive et compatissante.

7. L'état optimal Shukra est révélé par des yeux brillants, une bonne croissance de cheveux, par des organes sexuels bien formés (comme le scrotum ou les seins), par un corps attirant, par une personnalité remplie de charme et une aptitude à l'amour, à l'empathie et à la compassion.

Les états excessifs et insuffisants des tissus

Chaque tissu, surdéveloppé ou sous-développé crée des symptômes caractéristiques de maladies. Comme nous l'avons déjà noté, une condition trop faible de feu digestif des tissus cause des tissus en excès mais de qualité inférieure. Une condition trop élevée provoque une insuffisance de tissus.

Les états d'excès

1. Lorsque Rasa Dhatu est en excès, il provoque une accumulation de salive et de mucus, l'obstruction des canaux, la perte d'appétit et la nausée. Kapha tend à augmenter dans tout le corps avec une congestion et une formation possible de kystes et de tumeurs (bénignes).

2. Lorsque Rakta Dhatu est en excès, il crée des maladies de peau, des abcès, des maladies du foie et de la rate, l'hypertension, des tumeurs, la jaunisse, une faiblesse digestive,

le délire, des sensations de brûlure et rougeurs ou saignements de la peau, des yeux et de l'urine. Il peut contribuer à créer de nombreux problèmes Pitta (fièvres, inflammations et troubles avec saignements). Chez les femmes il peut se produire des conditions fibroïnes.

3. Lorsque Mamsa Dhatu est en excès, il provoque des gonflements ou des tumeurs dans les muscles, de la lourdeur et le gonflement des glandes, l'obésité, la dilatation du foie, de l'irritabilité et de l'agressivité. La vitalité sexuelle est souvent affaiblie.

4. Lorsque Meda Dhatu est en excès, il provoque l'obésité, la fatigue, le manque de mobilité, l'asthme, la débilité sexuelle, la soif, l'hypertension, le diabète, une courte longévité et l'affaissement des cuisses, de la poitrine et du ventre. Ce sont principalement des problèmes Kapha.

5. Lorsque Asthi Dhatu est en excès, il crée des os supplémentaires, des excroissances des os et des dents, une charpente excessivement grande, des articulations douloureuses, et la tendance à l'arthrite.

6. Lorsque Majja Dhatu et les tissus nerveux sont en excès, ils provoquent l'engourdissement des yeux, des membres et de la base des articulations, des plaies qui ne guérissent pas ainsi que de la turbidité ou des infections dans les yeux.

7. Lorsque Shukra Dhatu est en excès, il crée des désirs sexuels excessifs, une quantité excessive de fluides reproducteurs, des calculs dans le sperme et la dilatation de la prostate chez les hommes, des kystes aux ovaires chez les femmes.

Nous remarquons par conséquent, que des excès de tissus sont formés lors de conditions excessives des Doshas qui les produisent. Des conditions excessives de plasma, muscle, graisse, moelle et fluides reproducteurs sont des degrés différents de Kapha élevé. Un excès de l'hémoglobine est similaire à un Pitta élevé. Les conditions excessives sont principalement de nature Kapha parce que Kapha est l'aspect formateur de corps.

Les états insuffisants ou déficients

1. Lorsque Rasa Dhatu est insuffisant ou déficient il entraîne une peau rugueuse, des lèvres sèches, de la déshydratation, de la lassitude, de l'intolérance aux sons, ainsi que des tremblements, des palpitations, de la douleur et une sensation de vide au niveau du cœur et un épuisement après tout effort léger. La nutrition du corps est affaiblie en général.

2. Lorsque Rakta Dhatu est insuffisant ou déficient, cela entraîne de la pâleur, l'anémie, une basse tension, des chocs, des envies de nourriture aigre et froide, la tête qui tremble et sèche, la perte de l'éclat de la peau, la dégradation des vaisseaux sanguins, de la sécheresse, de la rugosité et la peau gercée.

3. Lorsque Mamsa Dhatu est insuffisant ou déficient il entraîne l'amaigrissement notamment des hanches, de l'abdomen et de la nuque, de la fatigue et le relâchement des membres et un manque de coordination.

4. Lorsque Meda Dhatu est insuffisant ou déficient, cela entraîne de la fatigue, le craquement des articulations, la fatigue oculaire, la faiblesse des reins, l'amaigrissement des membres et la minceur de l'abdomen ainsi que la fragilité et la faiblesse des cheveux, des ongles, des dents et des os.

5. Lorsque Asthi Dhatu est insuffisant, cela entraîne de la lassitude, de la douleur articulaires et la chute des dents, des

cheveux et des ongles. La formation des os et des dents tend à être affaiblie.

6. Lorsque Majja Dhatu et la moelle osseuse sont insuffisants ou déficients, cela entraîne des os fragiles ou poreux, des articulations douloureuses, des vertiges et la vision de taches devant les yeux, et ainsi qu'une faiblesse sexuelle.

7. Lorsque Shukra Dhatu est insuffisant ou déficient, cela crée l'infertilité, la stérilité, l'impuissance, un manque de vigueur, un manque de désir sexuel, la sécheresse de la bouche, la lassitude, la fatigue, des douleurs lombaires, de la difficulté et de la lenteur à éjaculer, du sang dans le sperme chez les hommes, et un manque de fluides lubrifiant chez les femmes.

La plupart des états d'insuffisance ou déficience des tissus présentent de nombreux symptômes de Vata ou Pitta élevé. Lorsqu'un tissu est insuffisant ou déficient, il ne réussit pas à nourrir les tissus correspondants et des symptômes dus à son insuffisance peuvent également se produire.

Le développement des tissus

Les personnes ayant Kapha Prakriti ont généralement le meilleur développement de tissus mais ont tendance à un développement trop élevé. L'hémoglobine et les os, les tissus Pitta et Vata, ont tendance à ne pas être assez développés.

Les personnes ayant Pitta Prakriti possèdent habituellement de grandes quantités d'hémoglobine, mais sa qualité n'est pas bonne. Elle est souvent mélangée à de la bile. Elles ont également souvent des bons muscles. Les personnes Pitta ont tendance à avoir un développement moyen de tissus.

Les personnes ayant Vata Prakriti ont souvent de bons os mais tous les autres tissus ont tendance à être insuffisants, en particulier la graisse et le plasma (servant tous deux à hydrater, lubrifier et à garnir le corps). Les personnes Vata ont tendance à un sous-développement de tissus.

Un surdéveloppement de Rasa Dhatu et la production excessive de Kapha peuvent bloquer le développement de

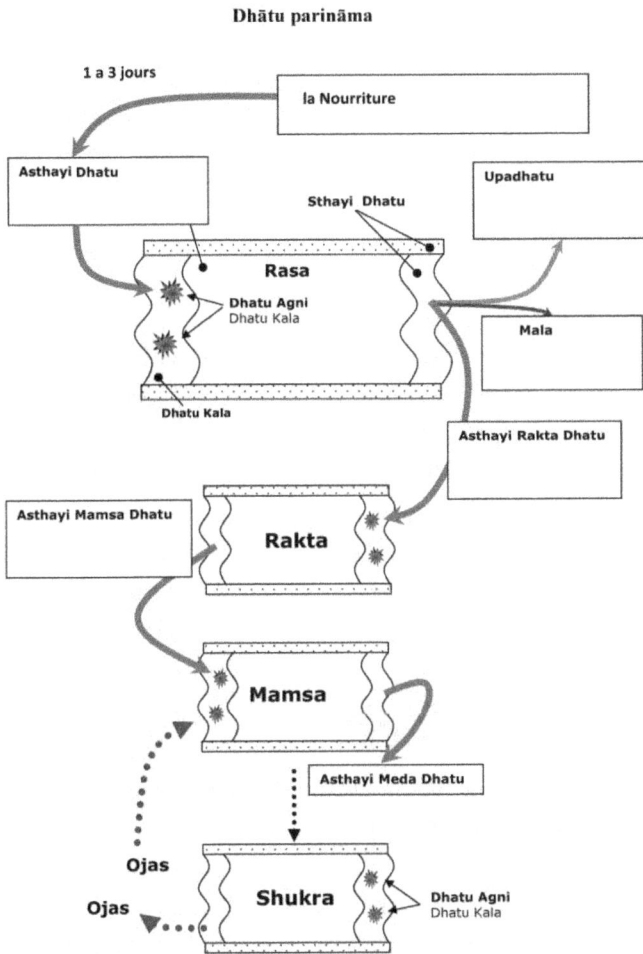

Dhātu parināma

1 a 3 jours

la Nourriture

Asthayi Dhatu

Upadhatu

Sthayi Dhatu

Rasa

Dhatu Agni
Dhatu Kala

Mala

Dhatu Kala

Asthayi Rakta Dhatu

Asthayi Mamsa Dhatu

Rakta

Mamsa

Asthayi Meda Dhatu

Ojas

Ojas

Shukra

Dhatu Agni
Dhatu Kala

l'hémoglobine ou Rakta Dhatu. Un surdéveloppement de Rakta Dhatu affaiblit tous les autres tissus parce que Rakta est l'hémoglobine ou l'oxygénation de toutes les cellules. Un surdéveloppement de Mamsa Dhatu tend à causer un sous-développement des tissus plus profonds, en particulier des tissus adipeux, Meda Dhatu, et reproducteurs, Shukra Dhatu. Les personnes obèses exercent plus de pression sur leurs os et ont généralement une faible libido.

Le sous-développement de n'importe quel tissu bloque le développement des autres. Non seulement cela empêche de nourrir les plus subtils, mais cela empêche aussi de maintenir les plus grossiers. Le manque de graisse, par exemple, empêche non seulement de nourrir les os, mais également de lubrifier les muscles, ce qui entraîne également une souffrance de ces tissus.

La formation des tissus

Chaque tissu est formé de substances de même nature (homogène). Donc, les tissus des muscles peuvent être formés en mangeant de la viande rouge, la graisse en mangeant de la graisse animale, les os en mangeant des os ou du cartilage, la moelle par la soupe de moelle, et le fluide reproducteur en mangeant des œufs ou des organes reproducteurs de divers animaux (ce qui est communément pratiqué dans la médecine chinoise). L'hémoglobine peut se former en mangeant de la viande rouge (qui contient du l'hémoglobine). Ceci est cependant une manière grossière d'augmenter les tissus. C'est la manière puissante de les former mais cela ne produit pas une bonne qualité de tissus car les tissus animaux ne peuvent se substituer directement aux tissus humains. Ils sont généralement de nature tamasique pour l'esprit.

D'autres substances de nature similaire (homologue) ou possédant les mêmes attributs peuvent augmenter les tissus :

Rasa Dhatu peut se former avec de l'eau ou des liquides en quantité suffisante, avec des jus de fruits, plus particulièrement par des jus aigres, du citron ou citron vert et avec un peu de sel. Il peut être aussi formé par les produits laitiers, plus particulièrement par le lait et les céréales complètes.

Rakta Dhatu peut se former avec de la nourriture ou des

préparations contenant du fer, comme la mélasse ou le raisin noir, les carottes, les betteraves et les céréales complètes.

Mamsa Dhatu peut se former avec les céréales complètes comme le blé et l'avoine, les haricots, les noix, et la viande.

Meda Dhatu peut se former avec la graisse végétale comme l'huile de sésame, le beurre ou le Ghee (beurre clarifié), le fromage et les produits laitiers, ainsi qu'avec les graisses animales.

Asthi Dhatu peut se former avec des aliments contenant des minéraux, comme les céréales complètes.

Majja Dhatu et les tissus nerveux peuvent se former avec le beurre et le Ghee, avec des graines et des noix (oléagineux) contenant de l'huile, plus particulièrement les amandes, les céréales complètes, de la graisse animale et de la moelle.

Shukra Dhatu peut se former avec le lait, les sucres non raffinés et le Ghee, et avec des graines et des noix telles que les amandes, les graines de sésame, les céréales complètes et avec des œufs de types différents.

D'une manière générale, les tissus animaux peuvent construire plus rapidement les tissus humains correspondants. Ils ont une plus grande tendance à obstruer les tissus, à trop les développer ou à former une variété inférieure de tissus pouvant créer des toxines.

Les tissus et le processus de maladie

Les maladies des Doshas sont généralement reflétées dans les tissus qu'elles régissent. Les maladies Kapha impliquent généralement le plasma, les maladies Pitta impliquent l'hémoglobine et les maladies Vata impliquent les os.

Toutefois, n'importe quel Dosha peut pénétrer dans n'importe quel tissu et causer diverses maladies. Les maladies sont classifiées non seulement selon les Doshas mais également selon les tissus dans lesquels les Doshas ont pénétré.

Ainsi, une infection grave des muscles peut s'appeler « Pitta dans les muscles » (Mamsa Gata Pitta), l'ostéo-arthrite peut s'appeler « Vata dans les os » (Asthi Gata Vata).

Les tissus et les Pranas

Il existe une correspondance générale entre les tissus et les cinq Pranas dans la littérature védique que nous allons mentionner. Prana est lié aux nerfs, qui régissent la force vitale dans le corps. Apana est lié aux os, qui sont reliés au gros intestin, siège d'Apana. Udana correspond aux muscles, siège de la force et de l'effort. Vyana est lié aux ligaments et aux tissus conjonctifs qui relient le corps entier. Samana est lié aux tissus adipeux, qui garnissent et nourrissent le corps entier. Le lien entre Prana et les nerfs, et entre Apana et les os est particulièrement utile dans la pratique clinique.

Exercice d'étude

Examinez les sept tissus de votre corps selon les attributs qu'ils présentent. Notez ce que leur condition signifie pour votre santé et votre caractère. Examinez un de vos amis d'une manière semblable. Voyez comment un Dhatu fort peut aider les autres et comment un Dhatu faible peut leur nuire.

Chapitre 5 - Questions d'étude

1. Quels sont les sept tissus (Dhatus) ?

2. Comment les trois Doshas composent-ils les sept tissus ?

3. Quel est le processus de base de la nutrition des tissus ?

4. Décrivez le processus de nutrition pour Rasa Dhatu.

5. Quels sont les signes d'excès et d'insuffisance de chacun des sept tissus ?

6. Comment les tissus se forment-ils ?

7. Quels sont les états optimaux des tissus ?

Vaidya Atreya Smith

Chapitre 6
Agni, Ama, Kalas et Malas

Agni ou le feu digestif

Le corps repose sur le principe d'énergie qui est son fondement. C'est un organisme créé pour produire de l'énergie afin de favoriser la perception, l'action et l'expression. Cette énergie centrale est représentée par l'élément feu. Sa forme primordiale dans le corps est le feu digestif. Dans les Védas, il est écrit que l'être humain est le feu, afin de représenter l'élément feu sur terre en tant que conscience qui perçoit. « Agni » est un terme védique qui signifie « brûler », « transformer » ou « percevoir », de la racine *ang*, « exploser » ou « flamboyer ». Le feu digestif est également appelé *Jatharagni* ou « feu dans le ventre ».

Agni possède toutes les qualités du feu. Le feu digestif est chaud, sec, léger, odeur, subtil, propagation et pénétrant. Il est augmenté par des épices parfumées et épicées comme le gingembre, le poivre noir et le piment de Cayenne, car ceux-ci ont des natures similaires.

Lorsque Agni est en quantité suffisante, aucune toxine ne se formera dans le corps, le mental et les sens seront clairs et aiguisés, et nous posséderons l'énergie nécessaire pour changer notre vie dans une direction positive. Lorsque Agni est déséquilibré, nous souffrons de lourdeur d'esprit, de lourdeur, de stagnation, d'émotions confuses et de perceptions troubles.

Les quatre conditions d'Agni

On reconnaît quatre conditions du feu digestif :

1. Équilibrée   (*Sama*)   indication de santé
2. Élevée   (*Tikshna*)   déséquilibre de Pitta
3. Faible   (*Manda*)   déséquilibre de Kapha
4. Variable   (*Vishama*)   déséquilibre de Vata

Agni est équilibré lorsque les Doshas sont équilibrés. Un appétit régulier et modéré avec un bon pouvoir de digestion est un signe important de santé.

Le feu digestif est généralement élevé pour les types Pitta (Feu). Les types Pitta ont un grand appétit et un bon pouvoir de digestion mais ne prennent généralement pas de poids excessif. Ils ont l'appétit des chèvres, qui sont des animaux Pitta.

Agni est faible ou bas pour les types Kapha (Eau). Les types Kapha ont un appétit faible mais constant et un métabolisme lent et ont ainsi tendance à prendre du poids même s'ils ne mangent pas beaucoup.

Agni est variable chez les types Vata (Vent), avec leur nature variable et leur digestion nerveuse. Les types Vata ont alternativement très faim ou pas faim du tout.

Les treize formes d'Agni

En général, on reconnaît treize formes d'Agni dans le corps. Ce sont :

1. Le feu digestif ou *Jatharagni*

C'est la forme principale du feu et le pouvoir principal de digestion du corps. Il transmet son énergie à toutes les sécrétions et enzymes impliqués dans le processus de digestion de l'estomac et des intestins.

2-6. Les cinq feux des éléments ou *Bhutagni*.

Ceux-ci résident dans le foie et un peu dans le pancréas et sont responsables de digérer les cinq éléments. Ils transforment la nourriture digérée par le Jatharagni une deuxième fois pour former les tissus corporels. Si leur fonctionnement est déséquilibré, les éléments respectifs du corps ne seront pas formés correctement. Ces Agnis sont responsables de la production de Rasa Dhatu.

7-13. Les sept feux des tissus ou *Dhatvagni*.

Chacun des sept tissus possède son propre pouvoir digestif. Comme il a été mentionné dans la section relative aux Dhatus, Dhatvagni est responsable de la formation correcte des Dhatus. Lorsque celui-ci est trop faible, il sera produit une trop grande quantité de tissus ainsi que des tissus de qualité inférieure. Lorsqu'il est trop élevé, il ne se formera pas assez de tissus.

Âma - nourriture non-digérée

La définition de l'Âma est:

« La nourriture qui n'a pas été assimilée comme nutriment ni éliminée comme déchet est appelés Âma ».

Si le feu digestif ne fonctionne pas correctement, la masse de nourriture n'est pas convertie de manière adéquate. Elle laisse un résidu de nourriture non digérée ou partiellement digérée qui s'accumule, stagne, fermente et provoque des maladies. Cette masse de nourriture toxique et mal digérée s'appelle *Âma* en Sanskrit, de la racine *am* qui signifie « faire du mal » ou « affaiblir ».

C'est le commencement du processus de maladie pour beaucoup les maladies. C'est la faiblesse du feu digestif et l'accumulation de la masse de nourriture non digérée qui affaiblit notre système immunitaire et qui provoque en nous les maladies, en commençant par un simple rhume. Aucune maladie ne peut nous affecter si notre feu digestif fonctionne normalement. Par conséquent, l'état d'Agni est la clé de la santé du corps.

Les principaux signes d'accumulation d'Ama lorsqu'il augmente dans les intestins et commence à déborder dans les tissus de l'organisme sont :

- Fatigue, lourdeur et fatigue - Les signes les plus courants d'Ama
- Mauvaise haleine - Nourriture pourrie chez le G.I. tract
- Maux de tête ou migraines - Il existe différentes causes de maux de tête et de migraines. L'Ama est l'une des causes les plus courantes.
- Revêtement de la langue - Un film blanchâtre que vous voyez à la surface de votre langue, surtout lorsque vous vous levez le matin, indique Ama dans les intestins.
- Tabouret qui coule dans les toilettes - des aliments non digérés peuvent également être vus dans les selles.
- Problèmes digestifs chroniques - sont également un signe d'accumulation d'Ama

Âma est produit lorsque Jathara Agni devient déséquilibré. En Ayurveda, il existe un terme pour chaque Dosha mélangé à Âma. Ces termes sont les suivants :

- Sâmavâta   = âma avec (sâ) Vâta
- Sâmapitta   = âma avec (sâ) Pitta
- Sâmakapha   = âma avec (sâ) Kapha

Le processus de digestion

En Ayurvéda, on reconnaît trois stades de digestion selon le fonctionnement des trois Doshas :

1. Le stade Kapha

Le premier stade de digestion se produit dans la bouche et l'estomac. Il est dominé par le goût doux et les sécrétions Kapha de la salive et par les sécrétions alcalines de l'estomac. Ceci permet aux éléments terre et eau d'être digérés. C'est le stade préliminaire de digestion qui rend la nourriture liquide et homogène et apte à être transformée par le feu digestif.

La plupart des problèmes Kapha se produisent et sont impliqués à ce stade de digestion, telle la nausée, le manque d'appétit, les vomissements et la constipation provoquée par la congestion. Ils se produisent généralement lorsque nous mangeons des aliments trop lourds, trop gras, trop sucrés, des aliments qui forment du mucus ou qui augmentent Kapha.

2. Le stade Pitta

Le second stade de digestion se produit dans l'estomac et l'intestin grêle. Il est dominé par le goût acide et par les sécrétions acides (Pitta) du foie, du pancréas et de l'intestin grêle. Celui-ci digère l'élément feu. À travers lui, la nourriture dégage sa chaleur et son énergie et donne de la force au corps. C'est le stade principal de digestion.

La plupart des problèmes Pitta se produisent ou sont impliqués à ce stade de digestion, tels que l'hyperacidité, la dyspepsie, les brûlures d'estomac et les ulcères. Ils sont généralement causés par de la nourriture trop piquante, trop acide, trop épicée (de nature Pitta) ou par des boissons alcoolisées pendant les repas.

3. Le stade Vata

Le troisième stade de digestion se produit dans le gros intestin. Il est dominé par les goûts piquant /amer et par les gaz libérés dans le côlon (Vata). À ce stade, les éléments air et éther de la nourriture sont absorbés. Les déchets, partie indigeste de terre, sont éliminés avec les excréments. L'eau non digérée est absorbée et de là transférée au foie afin d'être également éliminée par l'urine.

Dans ce processus de digestion, l'air le plus pur qui est libéré dans le côlon, sert à nourrir les cinq formes de Vata dans le corps. L'air impur ou nauséabond est également éliminé en tant que déchet. C'est le stade suivant ou final de digestion, impliqué dans le processus d'élimination et d'assimilation des substances nutritives subtiles.

La plupart des problèmes Vata se produisent ou sont impliqués à ce stade de digestion, tels les gaz, les ballonnements et la constipation provoquée par la sécheresse. Ils sont généralement produits par de la nourriture trop légère, trop sèche ou de nature astringente (Vata).

Le feu digestif agit sur la masse de nourriture qui a été avalée et liquéfiée. Il sépare la partie pure ou nutritive des aliments (Sara) des déchets (Kitta). Celles-ci sont divisées sous forme de cinq éléments. Celles-ci sont à leur tour absorbées et transférées dans le foie où les Agnis élémentaires les transforment en tissus respectifs essentiels pour le corps humain.

Les sept Kalas ou membranes nutritives (Saptakala)

Chacun des sept tissus ainsi que leurs canaux respectifs possèdent une membrane spéciale permettant l'absorption et la diffusion des substances nutritives. Ces membranes servent à délimiter les tissus sous-jacents de leurs canaux, et elles servent également à les isoler et à les protéger. Ce sont les emplacements principaux du Dhatu Agni ou du feu digestif des tissus. Elles permettent le filtrage des déchets de la substance nutritive de base des tissus. Ce sont des aspects importants du concept ayurvédique de l'anatomie qui doivent être également mémorisés. On retrouvera des dysfonctionnements de ces membranes nutritives dans la plupart des maladies. Les sept Kalas sont :

1. Sleshma Dhara Kala, la membrane qui retient kapha.
2. Pitta Dhara Kala, la membrane qui retient pitta.

3. Mamsa Dhara Kala, la membrane qui retient les muscles.

4. Medo Dhara Kala, la membrane qui retient la graisse.

5. Purisha Dhara Kala, la membrane qui retient les excréments.

6. Majja Dhara Kala, la membrane qui retient la moelle.

7. Shukra Dhara Kala, la membrane qui retient le fluide reproducteur.

La plupart de ces Kalas sont appelés d'après leurs tissus respectifs, comme Mamsa Dhara Kala, membrane qui maintient les muscles pour les muscles. Les autres sont appelés d'après leurs déchets respectifs. Les membranes servent non seulement à nourrir les tissus mais également à filtrer les déchets évacués. Par conséquent, on peut les appeler d'après un sens ou l'autre.

Kapha, appelé également Sleshma ou mucus, comme il a déjà été indiqué, est le déchet du plasma (Rasa) et Pitta est le déchet de Rakta (voir la fin de cette leçon). Pitta Dhara Kala est également la membrane de l'appareil gastro-intestinal et il a un rôle très important dans le processus digestif du corps entier.

La membrane des os est appelée d'après les parois du côlon, car c'est son emplacement dans le corps. Vata est absorbé principalement par le côlon, et les substances nutritives qui nourrissent les os sont également absorbées à cet endroit. L'aspect positif de Vata (Prana) sera absorbé dans les os en tant qu'énergie vitale pour les tissus plus profonds du corps. Donc il per été nommé Prana Dhara Kala ou Ashti Dhara Kala. Si cette membrane ne fonctionne pas correctement, l'excès de Vata sera absorbé dans le tissu osseux et causera divers dérèglements. De cette manière, des anomalies dans le fonctionnement du côlon tendront à endommager les os. C'est également la raison pour laquelle le traitement du côlon est essentiel dans la plupart des troubles de Vata et des os, telle l'arthrite. De plus, le côlon est l'endroit où l'aspect négatif de l'élément terre est expulsé du corps. C'est également l'endroit où est assimilé son aspect positif ou la nutrition des os.

Les trois Malas, déchets du corps

Il y a trois principaux déchets provenant du corps :

1. Les excréments (*Purisha* – terre et l'eau)
2. L'urine   (*Mutra* – l'eau et feu)
3. La sueur   (*Sveda* – feu et l'eau)

Ceux-ci sont appelés les trois « Malas » provenant de la racine mal ou « obscurcir », « tâcher » et « nuire ». Contrairement aux Doshas biologiques, ils n'ont pas de fonction constructive dans le corps mais aident à maintenir la fonction corporelle du processus d'évacuation.

Les déchets eux-mêmes peuvent être endommagés ou viciés et peuvent devenir le siège des maladies. Les Doshas en excès peuvent les affecter ainsi que les Dhatus anormaux. Les Doshas en excès peuvent se mélanger à eux et causer de nombreuses complications.

Les fonctions des déchets

La fonction des excréments est d'apporter du soutien (*Avasthamabhana*), en particulier pour maintenir la tonicité du côlon et pour empêcher les organes digestifs et les organes de l'abdomen inférieur de descendre. De plus, ils maintiennent la température du côlon et de ses membranes muqueuses.

La fonction de l'urine est d'évacuer les déchets liquides (*Kleda Vahanam*), celle de la sueur est de séparer les déchets liquides (*Kleda Vidhruti*). Tous deux servent à évacuer les déchets liquides hors de notre système.

En général, nous transpirons plus l'été et urinons plus l'hiver, étant donné qu'un temps chaud favorise une sueur plus abondante afin de nous rafraîchir et un temps froid a tendance à augmenter l'urine par son action descendante et contractante.

Les excréments proviennent de l'activité du côlon et servent à évacuer l'excès de terre du corps (l'excès d'air est également évacué du côlon, car tous deux sont des sous-produits du processus de digestion). L'urine provient de l'activité de la vessie et sert à évacuer l'excès d'eau du corps, ainsi que tout autre déchet solide en solution.

La sueur provient de l'activité des poumons et sert à évacuer l'excès d'eau ainsi que les autres toxines. La sueur aide également à rafraîchir le corps et à humidifier la peau et les poils en surface. Elle évacue l'excès de graisse hors du corps. Tous ces déchets favorisent l'évacuation d'excès de chaleur dans le corps, parce que l'évacuation des déchets a généralement une action rafraîchissante. L'urine évacue également les acides hors du sang (Pitta), comme le fait la sueur et elle aide à purifier le sang.

Normalement, nous devrions avoir une bonne évacuation du transit intestinal une fois par jour le matin et peut-être une seconde plus tard dans la journée si nous sommes végétariens. Nous devrions uriner six à huit fois par jour, et non la nuit. Nous devrions transpirer seulement après un effort ou par temps chaud. D'autres modes de fonctionnement indiquent des dérèglements ou des anomalies dans les déchets.

Les anomalies des trois déchets

Des déchets en excès peuvent devenir des facteurs aggravant dans le processus de maladie. Lorsqu'ils ne sont pas évacués correctement, ils s'accumulent et vont envahir et endommager les tissus environnants. Cependant, des déchets en quantité insuffisante, peuvent également aggraver les facteurs causant les maladies. Leurs organes n'auront pas assez de matériaux pour fonctionner et leur activité s'atrophiera petit à petit.

Les états d'excès

Les excréments (Purisha)

« Des excréments en excès provoquent des douleurs abdominales, la constipation, une sensation de lourdeur et de la douleur lors de l'excrétion ». AH.SU.11.12

Cela apporte trop de terre dans le corps et augmente les toxines que l'on remarque par une mauvaise haleine et une odeur corporelle. Cela provoque des indigestions, des maux de tête, de la lourdeur d'esprit et l'altération des mouvements.

L'urine (Mutra)

« L'urine en excès provoque de la douleur dans la vessie et la sensation d'avoir besoin d'uriner même immédiatement après avoir uriné. » AH.SU.11.13

Cela implique généralement un excès d'eau et une rétention d'eau, un fréquent besoin d'uriner et de boire.

La sueur (Sveda)

« Un excès de sueur provoque une transpiration abondante, une odeur corporelle déplaisante et des maladies de peau qui suintent. » AH.SU.11.14

L'excès de feu ou de Pitta est souvent impliqué dans les maladies de peau telles que l'urticaire, l'eczéma, les furoncles, et les mycoses.

En fin de compte, trop de transpiration, en particulier pour les individus de constitution mince ou Vata, peut provoquer de la déshydratation, de la fatigue et des convulsions. Ceci, cependant, est une condition différente d'un excès de sueur dans le corps en général.

États de carence

Les excréments (Purisha)

« Des selles peu abondantes provoquent des gaz et une sécheresse dans les intestins, une dilatation abdominale et des mouvements anormaux et douloureux de Vata vers le haut et sur les côtés du corps. » AH.SU.11.21

Cela entraîne une carence de terre dans le corps et provoque une faible énergie, un manque de stabilité, de la nervosité et un mauvais fonctionnement des signaux nerveux (vent) corporels, principalement des troubles de Vata, avec des douleurs dans la poitrine, des palpitations, des douleurs lombaires ainsi qu'une descente d'organes.

L'urine (Mutra)

« Une carence d'urine provoque une difficulté pour uriner, une décoloration de l'urine ou du sang dans les urines et de la soif. » AH.SU.11.22

Elle s'apparente à une carence d'eau dans le corps, à des troubles Pitta et Vata, dont la fièvre et la déshydratation.

La sueur (Sveda)

« Une carence de sueur provoque une absence de transpiration, des poils raides, une peau fissurée. » AH.SU.11.23

Cela provoque une peau sèche, des rides, des pellicules, des maladies de peau et une prédisposition aux rhumes, à la grippe et autres affections en surface qui sont généralement des troubles Vata.

Facteurs nuisibles

Les excréments (Purisha)

Les excréments sont endommagés par des facteurs tels qu'une utilisation excessive de purgatifs ou de lavements, par de la nourriture trop lourde ou trop légère, par une mauvaise combinaison alimentaire, par un excès de voyages, par le fait de se coucher tard, par le café et les drogues, par les antibiotiques, par la dysenterie, par des exercices physiques inadéquates et par des facteurs émotionnels tels que l'anxiété et la peur. Toute condition de faible énergie peut se manifester en tant que faiblesse du côlon (qui est l'emplacement de soutien du Prana, ou force vitale).

L'urine (Mutra)

L'urine est endommagée par l'utilisation de médicaments,

plantes, ou nourriture diurétique, par de trop grandes ou trop faibles quantités de boissons, par l'alcool, par une activité sexuelle excessive, et par des facteurs émotionnels tels que des traumas et l'effroi.

La sueur (Sveda)

La sueur est endommagée par une trop grande utilisation de substances qui entraînent la transpiration et par les méthodes qui font transpirer (saunas, bains chauds, huttes à sudation, etc.) par de la nourriture trop sèche, par un manque de sel dans le régime alimentaire et par trop peu ou trop d'exercices physiques.

Les facteurs qui augmentent et réduisent les Malas

Les déchets peuvent également être augmentés par des substances de même nature.

Les excréments (Purisha)

Les excréments peuvent être augmentés par de grosses quantités de laxatifs, par le son, les céréales tels que l'orge, la plupart des haricots, les légumes à racines telles que les pommes de terre et par la plupart des légumes en feuilles. La viande les augmentera également. Ils sont réduits par le jeûne, l'utilisation de purgatifs et laxatifs, par l'absorption de nourriture légère et de jus de fruits.

L'urine (Mutra)

L'urine peut être augmentée en buvant davantage d'eau, en buvant de l'eau sucrée, des jus de fruits et autres liquides. Elle est réduite en s'abstenant de boire de l'eau, par de la nourriture légère ou sèche et par l'exposition à la chaleur.

La sueur (Sveda)

La sueur peut être augmentée par des jus de fruits acides et salés (comme les facteurs qui augmentent le plasma ou Rasa) et par l'exposition à la chaleur. Elle est réduite par l'abstention de l'eau, par de la nourriture sèche ou par l'exposition au froid.

La nature médicinale de l'urine

Des trois déchets, seule l'urine est une substance médicinale qui contient des quantités subtiles provenant des sept tissus. Par conséquent, on peut la boire pour régulariser et équilibrer les organes et les tissus du corps. La nuit, lorsque sommes allongés, Apana Vayu devient actif. Cela entraîne l'écoulement des substances nutritives par l'urine. En absorbant de l'urine le matin, cette activité descendante est contrôlée et ces substances nutritives sont remplacées. Le corps a l'occasion de constater ce qu'il perd, tel un comptable remarquant des dépenses inutiles. Ceci peut favoriser une action correctrice à un niveau cellulaire ou même endocrinien afin de préserver des substances nutritives vitales et de contrôler un Apana en excès.

Il est préférable d'uriner un peu et d'utiliser la partie centrale de la première urine du matin à cette fin. Elle est diurétique, laxative et favorise la guérison des tissus internes et externes. En utilisation interne, elle favorise l'appétit, équilibre la digestion et aide à chasser les parasites. Elle est particulièrement efficace pour les maladies de peau (les problèmes Rasa Dhatu), pour la convalescence, la faiblesse, un système immunitaire faible et des troubles du système immunitaire telles que les allergies et les glandes enflées. Elle peut être utilisée en application externe pour laver les ulcères, les plaies et les maladies de peau et est particulièrement efficace pour les mycoses.

Nous devons mentionner que tous les médecins ayurvédiques ne recommandent par l'urino-thérapie. Veuillez noter qu'il n'est pas nécessaire de mettre en pratique l'urino-thérapie afin d'être un bon praticien ayurvédique ou afin d'avoir une excellente santé. Cependant, nous ne devons pas négliger la valeur de l'urino-thérapie, en particulier pour les maladies chroniques des reins et pour les infections.

Les trois Malas sont régis principalement par Apana Vayu, l'air descendant, en particulier les excréments et l'urine. La sueur est également régie par Vyana et Apana. Lorsque ces deux formes de Prana fonctionnent normalement, elles permettent l'évacuation des déchets et lorsqu'elles sont obstruées, elles provoquent leur accumulation.

Les orifices excrétoires

Chacun des neuf orifices du corps a une fonction d'élimination. Ces neuf orifices sont les deux yeux, les deux oreilles, les deux narines, la bouche, l'urètre et l'anus. Sept d'entre eux sont situés dans la tête et les deux autres dans la partie inférieure du corps. Les yeux produisent les larmes ; les oreilles, la cire ; les narines, les mucosités nasales ; la bouche, le mucus et la salive ; l'urètre produit l'urine et l'anus les excréments.

Ces orifices sont également des emplacements importants pour le Prana et sont stimulés par des Nadis spéciaux ou canaux d'énergie. Nous pouvons traiter le Prana à ces emplacements et pouvons également y nettoyer le corps correctement. La santé du corps dépend de la fonction, de la lubrification et de l'élimination correcte à ces emplacements. De plus, le corps entier est couvert de glandes sudorifiques. Ces déchets aident non seulement à éliminer les toxines des tissus mais également à lubrifier et à nettoyer leurs emplacements.

C'est la nature du corps, de même que tout ce qui est matériel pourrit, de se décomposer et de redevenir des éléments constitutifs, qui sont principalement de la terre. Il est également nécessaire de nettoyer sans cesse le corps afin d'éviter l'accumulation de déchets à l'intérieur. Par conséquent, il est important de veiller à dégager ces orifices et à maintenir leur bon fonctionnement.

Les trois Doshas en tant que déchets

Il est important de comprendre que les Rasa et Rakta Dhatus produisent une forme préliminaire de Kapha et de Pitta appelée *Poshaka* Kapha et *Poshaka* Pitta. Ceux-ci sont des états de nutriments ou des états préliminaires de Kapha Dosha et de Pitta Dosha. Les « Poshaka Malas » sont responsables de l'augmentation et de la diminution de Kapha et de Pitta parce qu'ils forment un nutriment semblable au Dosha. Lorsque le Prana, ou l'intelligence du Dosha, s'associe au Poshaka Mala, il devient partie intégrante du Dosha.

Ce qui signifie que Kapha et Pitta produisent Rasa et Rakta et sont aussi leurs déchets. En quantité normale, ils favorisent la production de ces tissus. En excès, ils se transforment en une quantité considérable de Mala et de Poshaka Dosha en excès. Lorsque ces deux Dhatus sont surdéveloppés, ces deux Doshas seront produits en excès. Ce qui tend à impliquer Kapha dans la plupart des maladies de Rasa Dhatu, et Pitta dans la plupart des maladies de Rakta Dhatu.

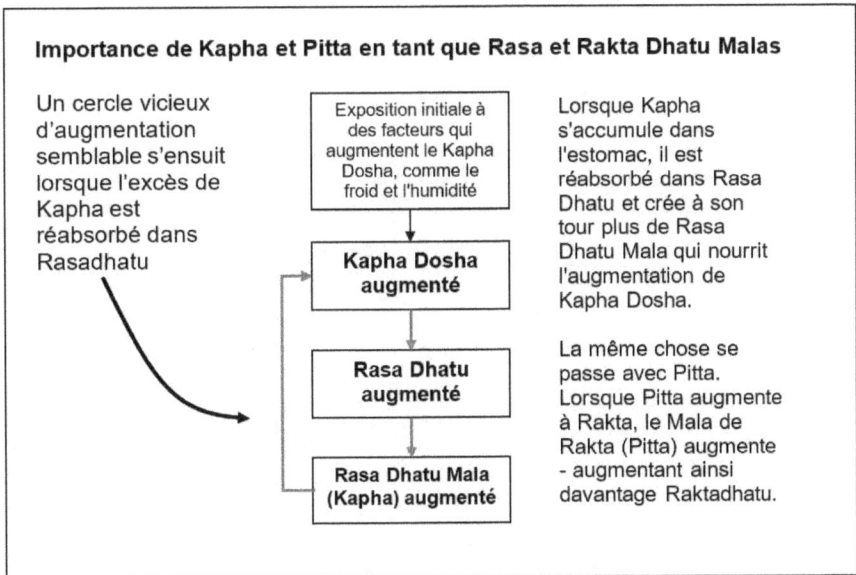

Importance de Kapha et Pitta en tant que Rasa et Rakta Dhatu Malas

Un cercle vicieux d'augmentation semblable s'ensuit lorsque l'excès de Kapha est réabsorbé dans Rasadhatu

Exposition initiale à des facteurs qui augmentent le Kapha Dosha, comme le froid et l'humidité

↓

Kapha Dosha augmenté

↓

Rasa Dhatu augmenté

↓

Rasa Dhatu Mala (Kapha) augmenté

Lorsque Kapha s'accumule dans l'estomac, il est réabsorbé dans Rasa Dhatu et crée à son tour plus de Rasa Dhatu Mala qui nourrit l'augmentation de Kapha Dosha.

La même chose se passe avec Pitta. Lorsque Pitta augmente à Rakta, le Mala de Rakta (Pitta) augmente - augmentant ainsi davantage Raktadhatu.

Ainsi, la plupart des maladies Kapha impliquent Rasa Dhatu et la plupart des maladies Pitta affectent Rakta Dhatu. Vata n'est pas un déchet de l'os ou Asthi Dhatu. Le Mala de Vata, créé par le corps, peut remonter vers l'intestin grêle et provoquer une indigestion.

Kapha en tant que déchet est principalement éliminé par la bouche, le nez et les glandes sudorifiques, mais il peut également être évacué par l'urine et les excréments. Pitta, en tant que déchet, est éliminé principalement par l'urine qui nettoie le corps, mais également par la sueur et les excréments. Vata est principalement éliminé par l'air expiré à travers les poumons.

La différence entre les Doshas et les Malas consiste en ce que les premiers possèdent des fonctions plus complexes et sont intelligentes. Les derniers sont simplement des formes préliminaires de Kapha et de Pitta (poshaka). Lorsque vous examinez les déchets, faites attention de vérifier le rôle des Doshas.

Chapitre 6 - Questions d'étude

1. Qu'est-ce que le concept d'Agni ?

2. Quelles sont les quatre conditions du feu digestif ?

3. Quelles sont les trois étapes de la digestion ?

4. Quelles sont les 13 formes d'Agni dans le corps ?

5. Qu'elle est la définition de Âma ?

6. Quels sont les trois déchets du corps ?

7. Quels rôles positifs jouent-ils ?

8. Comment l'urine est-elle une substance médicinale ?

9. Quelles sont les conditions d'excès et de carence des trois déchets ?

10. Quels sont les sept Kalas ?

11. Comment Pitta et Kapha sont-ils des déchets des tissus ?

Vaidya Atreya Smith

Chapitre 7
Les Systèmes du Corps (Srotas)

L'Ayurvéda considère que le corps humain est composé d'un nombre incalculable de canaux. Ceux-ci alimentent les nombreux tissus corporels. Ils s'appellent *Srota* en Sanskrit, de la racine *sru* signifiant circuler. Le corps est semblable à un système de canaux ou de rivières. Ceux-ci ont pour but de nourrir les différents tissus et organes du corps. Ils servent également à les maintenir propres. De plus, ils sont le réseau des forces qui les soutiennent et les maintiennent. Ils contiennent les tissus à l'intérieur de leur structure.

Les canaux sont supposés avoir une couleur similaire aux tissus ou substances qu'ils transportent. Ils sont grands et petits, de forme tubulaire et tandis que les grands sont droits, les plus petits forment un treillis comme des réseaux.

Après les trois Dosas, il existe quatre divisions principales dans l'anatomie ayurvédique – les Dhatus (tissus), Srotamsi (canaux), Malas (déchets) et Kalas (membranes qui définissent et séparent). Le système de canaux (Srotamsi) par lequel les Doshas se déplacent et communiquent avec l'organisme est au cœur de l'Ayurvéda. Ces systèmes de canaux sont également responsables de nourrir les Dhatus du corps en recevant et en distribuant des substances extérieures. La nourriture, l'eau, l'air, la lumière du soleil et la chaleur en sont des exemples. Lorsque les Srotamsi fonctionnent correctement, ils permettent le métabolisme normal des aliments, des liquides, de l'air et du soleil dans tout le corps.

Les *Srotamsi* sont appelés *srota* lorsqu'on en parle individuellement et au pluriel, on les appelle Srotamsi. En tant que système fonctionnel de médecine, l'Ayurvéda accorde une très grande importance aux systèmes ou canaux qui permettent le mouvement et la communication entre Doshas et Dhatus. Les Srotas ne sont souvent pas répertoriés comme étant distincts des Dhatus en Ayurvéda. Ceux-ci alimentent les nombreux tissus corporels. Ils s'appellent Srota en Sanskrit, de la racine sru signifiant circuler. Le corps est semblable à un système de canaux ou de rivières. Ceux-ci ont pour but de nourrir les différents tissus et organes du corps. Ils servent également à les maintenir propres. De plus, ils sont le réseau des forces qui les soutiennent et les maintiennent. Ils contiennent les tissus à l'intérieur de leur structure. Les canaux sont supposés avoir une couleur similaire aux tissus ou substances qu'ils transportent. Ils sont grands et petits, de forme tubulaire et tandis que les grands sont droits, les plus petits forment un treillis comme des réseaux.

D'un point de vue moderne, je pense que nous pouvons diviser les Srotamsi en deux catégories principales de communication et métabolisme.

Les Srotamsi dans la communication

Les canaux sont les moyens de communication intelligente pour l'organisme dans son ensemble. Ils relient non seulement toutes les fonctions métaboliques, mais aussi la psychologie à la physiologie. Ils fournissent des voies de communication physique et non physique. En d'autres termes, la communication peut être le transport d'une substance physique (par exemple une hormone) ou le transport d'un sentiment, d'une pensée ou d'une émotion.

Notez que le transport de substances ou de non-substances est un aspect de la communication, mais pas vraiment. Par exemple, si le Dosha décide qu'il est nécessaire de faire quelque chose, il instaure une communication pour exécuter sa commande. Cela peut être un signal nerveux, un signal chimique (hormone) ou tout autre moyen de communication. Une fois que la commande est arrivée à destination, le transport de la substance est lancé. Dans certains Srotas, cette communication et ce transport sont inséparables, et dans d'autres, ils sont nettement différents. La respiration est effectuée par Pranavaha Srota ; l'air entrant dans le corps est à la fois transporté et en communication avec le reste du corps. Selon la qualité de l'air, un certain nombre de communications sont effectuées - la quantité d'oxygène absorbée dans le Rakta Dhatu envoie les communications aux produits chimiques (enzymes) qui vont déclencher d'autres processus de métabolisme et de transport des déchets et des nutriments. Les terminaisons nerveuses dans les poumons dilatent ou contractent les tissus pulmonaires - des communications sont envoyées aux tissus musculaires afin de répondre aux besoins du corps.

Cela signifie que le transport est distinct de la communication dans certains Srotas et indistinct dans les autres Srotas. Lorsque le sang (Rasa et Rakta Dhatus) transporte des nutriments, cela constitue un aspect purement transporteur de la communication. Tandis que le signal nerveux aux poumons pour s'agrandir ou se contracter est purement une communication sans transport.

Il est également important de réaliser que les Dhatus, ou tissus, sont les endroits où la maladie s'installe ou bien se localise. La « maladie » doit d'abord y arriver, puis elle doit être soutenue ou entretenue une fois qu'elle est installée dans le Dhatu. Ce sont les Srotamsi qui fournissent ces deux fonctions. De plus, les organes font partie des Dhatus et sont soumis aux systèmes de canaux qui les alimentent et éliminent leurs déchets. Traiter les organes ne suffira jamais à guérir la maladie, car les Dhatus et Srotas qui soutiennent cet organe doivent être guéris ou corrigés en premier.

À travers les Srotas, les Dhatus sont nourris et tonifiés. Les déchets (Malas) sont éliminés par leurs propres Srotas. Les Mala Srotamsi ne fonctionnent efficacement que lorsque les autres canaux fonctionnent correctement. Les membranes de soutien (Kalas) sont nourries et nettoyées par le bon fonctionnement des Dhatus qui sont maintenus par les canaux. Ainsi, les Srotas soutiennent les Dhatus, Malas et Kalas à travers l'action de communication et de transport. Notez que les trois Doshas contrôlent les Srotamsi et leurs fonctions.

Les Srotamsi dans le métabolisme

La deuxième fonction principale du système de canaux est celle de contrôler ou de faciliter le métabolisme. Cette idée est qu'un Srota est plus qu'un simple canal qui connecte un endroit à un autre. Beaucoup de Srotas sont en réalité des réseaux de « systèmes » collectifs et non de « tubes ». Lorsque nous commençons à examiner les Srotas davantage du point de vue des systèmes collectifs, il est possible de comprendre leur rôle dans le métabolisme des substances.

Une définition moderne du métabolisme est la suivante :

« Le métabolisme est l'ensemble des réactions chimiques qui surviennent dans les organismes vivants pour maintenir la vie. Ces *processus* permettent aux organismes de se développer et de se reproduire, de maintenir leurs structures et de réagir à leur environnement. Les réactions chimiques du métabolisme s'organisent en *voies* d'accès métaboliques dans lesquelles le produit chimique est transformé par une série d'étapes en un autre produit chimique.

Le métabolisme d'un organisme détermine les substances qu'il trouvera nutritives et celles qu'il trouvera toxiques. La vitesse du métabolisme, le taux métabolique, influence également la quantité de nourriture dont un organisme aura besoin. Une caractéristique frappante du métabolisme est la similitude des *voies* métaboliques de base et des composants entre des espèces même très différentes. Ces similitudes frappantes dans le métabolisme sont probablement dues à la grande efficacité de ces *voies* et à leur apparition précoce dans l'histoire de l'évolution. »

Cette définition moderne du métabolisme pourrait presque être une description ayurvédique. Notez les italiques que j'ai ajoutés au texte ci-dessus. La médecine moderne décrit d'abord le métabolisme comme un certain nombre de processus dans le corps. Ensuite, il doit utiliser le mot « voies » pour tenir compte des processus métaboliques qui se déroulent continuellement dans le corps.

Il est important de comprendre que les systèmes de Srotamsi sont ces mêmes systèmes qui permettent aux processus métaboliques de se dérouler dans le corps. Par conséquent, le Srota qui nous permet de respirer - Pranavaha srota - est plus qu'un simple tube permettant à l'air d'entrer et de sortir du corps. C'est un système qui métabolise l'air que nous respirons dans notre corps. Oui, il introduit de l'air dans et hors du corps, et entraîne les processus chimiques qui reçoivent les nutriments maintenant notre vie. Cependant, le Srota extrait également le Prana du souffle et l'assimile dans le corps.

Le métabolisme est réalisé par Agni sous le contrôle des trois Doshas. Ce que nous apprenons ici, c'est que les Srotamsi sont aussi des lieux physiques où fonctionnent les Doshas et Agni. Non seulement dans les Dhatus. C'est peut-être l'une des raisons pour lesquelles l'Ayurvéda classique n'énumère pas ou ne considère pas les Srotamsi comme différents des Dhatus, mais plutôt comme un aspect ou une partie des Dhatus. Peut-être que considérer les Srotas complexes en tant que sites du métabolisme (Agni, par exemple, les fonctions enzymatiques) pourrait nous aider à mieux les comprendre, à la fois pour le diagnostic et le traitement de la maladie.

Classification des Srotamsi

Dans la section Astanga Hrdayam, Sharirasthana, chapitre 3, Sutra 40, il existe une distinction claire entre les Srotas qui communiquent avec l'extérieur, les Bahya srotas - neuf d'entre eux - et ceux énumérés dans le Sutra 41, qui sont internes, les Abhyantra srotas - treize d'entre eux. La plupart des occidentaux classifient maintenant les Srotas en quatorze systèmes, car ils ajoutent le canal de l'esprit (Manas) au classement des treize Abhyantra srotas. Pour les femmes, nous prenons les deux Srotas de la classification Bahya srota ce qui donne seize au total.

Trois canaux sont reliés au milieu extérieur et approvisionnent le corps sous forme de respiration, de nourriture et d'eau :

1. Prana Vaha Srotas : canaux qui transportent le Prana ou force vitale et le système respiratoire. Son origine se trouve dans le cœur et l'appareil gastro-intestinal, principalement le côlon. Le Prana est non seulement absorbé par les poumons, mais également par le côlon. Il est distribué avec le plasma et par le cœur.

Cet aspect de Prana est apparenté à Pranamayakosha, la gaine du souffle qui enveloppe la gaine de la nourriture ou du corps physique.

2. Anna Vaha Srotas : canaux qui transportent la nourriture ou Anna, principalement le système digestif. Son origine se trouve dans l'estomac et le côté gauche du corps. Ce système s'appelle Mahasrota, « le grand canal », parce qu'il est le canal principal du corps ou appareil gastro-intestinal

3. Ambhu Vaha Srotas : canaux qui transportent l'eau (Ambhu ou Jala) ou qui régularisent le métabolisme de l'eau. Il n'y a pas d'équivalent en médecine occidentale, mais il est similaire à l'aspect qui absorbe les fluides du système digestif. Il régit l'assimilation de l'eau et des aliments qui contiennent de l'eau tel que le sucre. Le diabète par exemple est une maladie de ce système. Son origine se trouve dans le palais et le pancréas, qui sont impliqués dans le métabolisme du sucre.

Les sept canaux alimentent les sept tissus du corps :

4. Rasa Vaha Srotas : canaux qui transportent Rasa. Cela est semblable au système lymphatique ainsi qu'au système circulatoire du sang. Ce plasma est la solution dans laquelle résident tous les tissus du corps. Son origine est le cœur et les vaisseaux sanguins. Il forme le réseau principal de canaux du corps entier.

5. Rakta Vaha Srotas : canaux qui transportent Rakta. Cela s'apparente au système circulatoire, en particulier à la partie qui contient l'hémoglobine dans le sang (les globules rouges). Son origine se trouve dans le foie et la rate, où sont produits et détruits les globules rouges du sang.

6. Mamsa Vaha Srotas : canaux qui alimentent Mamsa ou système musculaire. Son origine se trouve dans les ligaments et la peau auxquels sont reliés les tissus musculaires.

7. Medo Vaha Srotas : canaux qui fournissent Meda ou système adipeux. Son origine se trouve dans les reins et l'omemtum (graisse abdominale).

8. Asthi Vaha Srotas : canaux qui alimentent Asthi ou le squelette. Son origine se trouve dans le tissu adipeux et les hanches (où l'on trouve les plus grands os).

9. Majja Vaha Srotas : canaux qui alimentent la moelle et le tissu nerveux Majja. Principalement le fluide cérébrospinal. Son origine se trouve dans les os et les articulations.

10. Shukra Vaha Srotas : canaux qui alimentent Shukra ou système reproducteur. Son origine se trouve dans les testicules ou les ovaires, où sont produits le sperme et les ovules. Ils sont également liés à la prostate chez l'homme et chez la femme à diverses sécrétions produites durant l'activité sexuelle et contenant tous deux un aspect de jouissance et de reproduction.

Trois canaux additionnels sont reliés au monde extérieur et permettent l'élimination des substances hors du corps :

11. Sveda Vaha Srotas : canaux qui transportent Sveda ou le système sébacé. Son origine se trouve dans le tissu adipeux et les follicules des cheveux auxquelles les glandes sébacées sont reliées. Plus nous avons de graisse, plus nous avons tendance à transpirer.

12. Purisha Vaha Srotas : canaux qui transportent Purisha ou le système excréteur. Son origine se trouve dans le côlon et le rectum, les organes d'excrétion.

13. Mutra Vaha Srotas : canaux qui transportent Mutra ou le système urinaire. Son origine se trouve dans la vessie et les reins, les organes urinaires.

L'esprit est relié au système nerveux (Majjavaha Srotas) à travers lequel il peut motiver le corps entier, et il est relié au système reproducteur (Shukravaha Srotas), qui étant l'emplacement des désirs, nous rattache au corps.

14. Mano Vaha Srotas : canaux qui transportent les pensées ou le système psychique. Il n'a pas d'origine physique, mais il crée le corps plus exactement. Son origine se trouve dans les tissus nerveux et les émotions.

Ceci se réfère à la partie du mental qui est reliée au corps physique et qui permet l'activation des systèmes moteurs et sensoriels. Cela ne se réfère pas à l'aspect du mental qui n'est pas directement relié au processus physique. Selon l'Ayurvéda, l'esprit (le mental) au niveau supérieur, transcende le corps physique et construit le corps subtil, en particulier l'enveloppe mentale ou *Manomayakosha*.

Deux systèmes spécifiques existent chez la femme pour la reproduction et la grossesse. Lorsque le lait maternel est produit, les règles n'ont plus lieu. Par conséquent, l'action principale de ces deux canaux s'exclut mutuellement en général. Tous deux peuvent être considérés comme deux aspects d'un système et ses deux produits, le fluide menstruel et le lait maternel, sont des tissus secondaires (Upadhatus) du Rasa Dhatu, bien qu'ils aient également un lien avec Shukra.

15. Artava Vaha Srotas : canaux qui transportent la menstruation ou Artava. Shukravaha Srotas chez les femmes est lié aux fonctions générales reproductrices et hormonales, comprenant le développement des hormones de croissance, qui sont présentes à la fois avant l'apparition des menstruations et après leur fin. Son origine se trouve dans l'utérus.

16. Stanya Vaha Srotas : canaux qui transportent le lait maternel ou Stanya. Traités comme le sous-système de Artava Vaha Srota, avec l'utérus également pour origine. Ce système fonctionne en quelque sorte séparément de la lactation, particulièrement lors de l'excitation sexuelle.

Cela fait en total seize systèmes pour la femme et quatorze pour l'homme.

En conclusion, les Srotamsi sont une sous-classification des Dhatus parce que leur structure et leur forme sont élaborées et maintenues par les Dhatus. D'un point de vue fonctionnel, ils font partie intégrante de l'anatomie - plus spécifiquement de la fonction physiologique du métabolisme dans le corps.

Le mental et le fonctionnement des canaux

Les pensées elles-mêmes sont une sorte de substance qui peut être mesurée par les ondes du cerveau et qui produit diverses réactions biochimiques dans le cerveau. À chaque fois que nous dirigeons notre attention dans le corps, nos pensées voyagent avec elle et avec son énergie. Le mouvement de l'énergie dans tous les canaux dépend du stimulus qui prend naissance dans l'esprit, et qui est transporté par Vata Dosha. Un déséquilibre mental peut provoquer des troubles dans n'importe quel Srota à cause de Vata.

Une activité mentale excessive ou insuffisante peut provoquer une circulation excessive ou insuffisante dans les canaux du corps. Une circulation excessive dans le mental peut causer une circulation insuffisante dans le corps et vice versa. L'anxiété, qui est une activité mentale excessive, est une des causes principales des maladies. Toute activité mentale excessive, telle une circulation excessive à travers n'importe quel canal aura tendance à réduire notre énergie. D'où l'importance de la méditation qui a pour but de maintenir le mental en paix et en silence.

Les Srotamsi sont la santé

La santé signifie une circulation correcte à l'intérieur de ces canaux. Lorsqu'ils ne sont pas obstrués, ils favorisent l'absorption et l'élimination correctes des substances nutritives et des déchets et servent également à maintenir la communication entre les différents tissus et organes. Les maladies ne sont autres qu'une mauvaise circulation à l'intérieur de ces canaux.

Elles sont au nombre de quatre :
1. Une circulation excessive
2. Une circulation insuffisante
3. Une circulation obstruée
4. Une circulation hors du canal approprié en général

Une circulation excessive se produit lorsque l'écoulement par le canal est trop fort ou trop rapide. Cela inonde les tissus qui vont trop fonctionner ou trop se développer. Une circulation insuffisante se produit lorsque l'écoulement est trop faible ou trop lent. Cela va entraîner une activité insuffisante des tissus, les dessécher ou une accumulation des déchets.

L'obstruction de la circulation se produit lorsque les Doshas, les déchets ou Ama s'accumulent, stagnent ou se durcissent à l'intérieur des canaux. Ceci va également obstruer l'approvisionnement des tissus, provoquant une accumulation de déchets ou ultérieurement le dépérissement des canaux. L'obstruction de l'écoulement provient parfois d'une circulation insuffisante qui a entraîné la stagnation et la coagulation de l'écoulement.

Un écoulement hors du canal approprié est généralement le résultat d'une obstruction de l'écoulement. Ce qui ne peut pas circuler normalement, comme l'eau, essayera de circuler de manière détournée. Ceci provoquera la circulation de substances inadéquates dans les tissus, ou pourra rompre les canaux et envahir les tissus directement. Étant donné que les fluides n'ont pas été métabolisés, de telles intrusions peuvent se révéler très nuisibles pour les tissus sous-jacents. Par conséquent, cette condition est la pire et est la conséquence éventuelle d'un mauvais écoulement à l'intérieur des canaux.

Un dernier concept fondamental en Ayurvéda consiste dans le fait que la chaleur ouvre les canaux et que le froid les contracte. Ce phénomène se produit à la fois au niveau externe (l'application de chaleur sur la peau) ou au niveau interne (l'administration de plantes ou d'aliments chauffants ou rafraîchissants). Pour une action interne, on utilise des substances qui soit ouvrent les canaux (ayant des qualités chauffantes) ou contractent les canaux (ayant des qualités rafraîchissantes). Ce qui explique pourquoi la classification principale des plantes après les effets sur les Doshas sont soit chauffantes ou rafraîchissantes (appelé *Virya* en sanskrit). Ainsi, si vous voulez ouvrir, nettoyer, éliminer, stimuler ou accélérer, utilisez des substances chauffantes. Elles dilateront et nettoieront efficacement les canaux. Par contre, si vous voulez augmenter, construire, fermer, calmer ou apaiser, utilisez des substances rafraîchissantes.

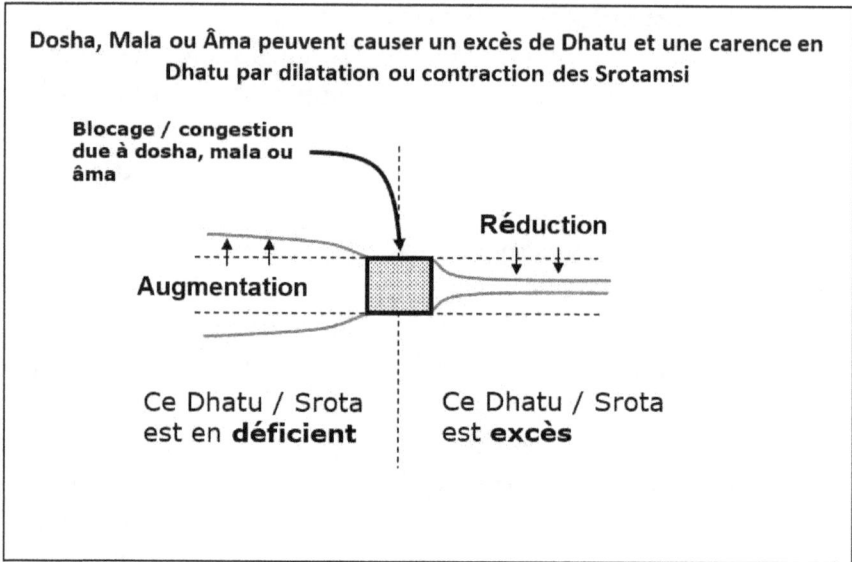

Dosha, Mala ou Âma peuvent causer un excès de Dhatu et une carence en Dhatu par dilatation ou contraction des Srotamsi

Blocage / congestion due à dosha, mala ou âma

Réduction

Augmentation

Ce Dhatu / Srota est en **déficient**

Ce Dhatu / Srota est **excès**

Les Doshas et les déchets en excès peuvent circuler à travers les canaux provoquant des circulations incorrectes. En général, une mauvaise circulation provient de substances en excès ou inadéquates qui s'accumulent dans les canaux. Vata Dosha, qui régit toutes les impulsions et circulations d'énergie, est le facteur principal à l'origine de la circulation dans les Srotamsi. Le nettoyage des canaux est un concept important en ayurvéda. Il existe de nombreux types de pathologies susceptibles de poser des problèmes dans les Srotamsi. Nous aborderons ce sujet en détail plus tard.

Chapitre 7 - Questions d'étude

1. Pourquoi la médecine ayurvédique considère-t-elle le corps comme un réseau de canaux ?

2. Quels sont les différents systèmes de canaux du corps ?

3. Quels différents types de circulation peut-il se produire à l'intérieur des canaux ?

4. Comment la circulation à l'intérieur du mental influence-t-elle la circulation à l'intérieur des canaux du corps ?

5. Comparez les systèmes de canaux chez la femme et chez l'homme.

Vaidya Atreya Smith

Chapitre 8
Les Organes et les Glandes

Dans le système ayurvédique, on insiste sur les Doshas, Dhatus et Srotas. Les organes et glandes appartiennent aux Dhatus et aux Doshas qui gouvernent leurs actions. Cela signifie que lorsque l'on examine un organe, nous considérons en fait le Dhatu et le Dosha qui contrôlent sa structure (Dhatu) et sa fonction (Dosha).

Il faut savoir que l'Ayurvéda est un système de médecine fonctionnel. La structure de nombreux organes est contrôlée par un Dhatu / Dosha et est utilisée de manière fonctionnelle par un autre Dosha. On peut le constater avec les poumons qui font partie de Rasa Dhatu (Kapha) et qui sont utilisés de manière fonctionnelle par le Vata Dosha et le Prana Vaha Srota.

L'appareil digestif tient une place centrale dans le concept ayurvédique, parce que c'est l'endroit où les Doshas ont leur siège principal (*Mulasthana*).

L'estomac

L'estomac fait partie de Rasa Dhatu et est un organe Kapha. Il est le siège de Kapha et l'endroit où Kapha s'accumule. Il produit les diverses sécrétions alcalines de la membrane de l'estomac.

L'estomac est endommagé par de mauvaises habitudes

alimentaires y compris manger de trop ou pas assez, une mauvaise association d'aliments, de la nourriture d'un goût trop fort, en particulier de la nourriture trop lourde, grasse, sucrée ou salée, de la nourriture trop chaude ou trop froide, ou l'absorption de nourriture avant que la précédente ait quitté l'estomac.

L'estomac est assez sensible et peut être facilement perturbé par des facteurs émotionnels, tels que l'anxiété et l'attachement. Son aggravation se manifeste sous forme de nausée, de renvoi, de vomissements, de manque d'appétit et d'indigestion.

L'intestin grêle

L'intestin grêle fait partie de Rakta Dhatu et est un organe Pitta. Il est le siège de Pitta et Jathar Agni et l'endroit où Pitta s'accumule. Il produit principalement les sécrétions acides (Pitta).

Il est endommagé par de la nourriture trop chaude, épicée, aigre ou grasse, d'un goût très fort. Psychologiquement, il est endommagé par les émotions telles que l'irritabilité et la colère. Son aggravation se manifeste sous forme de brûlures d'estomac, d'hyperacidité ou d'ulcères.

Le gros intestin

Le gros intestin ou le côlon fait partie de Asthi Dhatu et est un organe Vata. Il est le siège de Vata et l'endroit où Vata s'accumule.

Le côlon est déséquilibré par de la nourriture trop froide, sèche ou légère, en quantité ou en masse insuffisante, ainsi que par l'utilisation excessive de laxatifs ou de lavements. Il est déséquilibré émotionnellement par la nervosité, l'anxiété et la peur. Son aggravation se manifeste sous forme de gaz, de ballonnements et de constipation.

Les poumons

Les poumons sont partie de Rasa Dhatu et sont principalement des organes Kapha. Ils sont à la base du système respiratoire. Les poumons sont utilisés par Vata Dosha de manière fonctionnelle et par Prana Vaha Srota.

Les poumons sont particulièrement endommagés par une exposition au froid surtout mais également à tout autre facteur ambiant tel que la chaleur, l'humidité ou la sécheresse. Fumer, respirer de la poussière ou de l'air pollué influe sur eux. Ils peuvent être les premiers organes à être touchés par le processus de maladie tels que le rhume et la grippe.

Les poumons sont sensibles émotionnellement, réceptifs et facilement endommagés. L'aggravation de leur état est signalée par la présence de mucosité, de toux, de congestion et de difficulté respiratoire.

Le cœur

Le cœur fait partie de Rakta Dhatu et est un organe Pitta car il est impliqué dans la circulation sanguine. Kapha a un rôle secondaire ici car il contrôle le muscle cardiaque et sa structure. Vata contrôle le plexus nerveux cardiaque qui contrôle les battements du cœur. Ainsi, les trois Doshas ont un rôle fonctionnel pour le cœur mais il est important de considérer en premier Rakta Dhatu et Pitta Dosha.

Le cœur est endommagé par de trop grands efforts, par le surmenage et l'épuisement. Émotionnellement, il est perturbé par un trop grand plaisir ou joie, et par une expression exagérée des émotions. Son aggravation se manifeste sous forme de palpitations, de tension sanguine variable, par l'arythmie, par des douleurs cardiaques et par d'autres troubles circulatoires.

Le foie

Le foie fait partie de Rakta Dhatu et est une glande Pitta. Il est le siège des Pancha Bhuta Agnis et sa fonction est principalement de nature Pitta.

Le foie est endommagé par des facteurs qui augmentent Pitta tels qu'une trop grande quantité d'aliments pimentés, gras ou sucrés, trop de viande, d'alcool et de drogues. Il est responsable du nettoyage du sang et de l'évacuation des toxines, et il est impliqué dans la plupart des conditions infectieuses ou toxiques du corps.

Son aggravation se manifeste sous forme d'irritabilité, de céphalées, d'hypertension, d'éruptions cutanées ou d'infections, de troubles hépatiques, de jaunisse, etc. Il peut alors se produire un goût amer dans la bouche ainsi que des vomissements de bile.

La vésicule biliaire

La vésicule biliaire fait partie de Rakta Dhatu et est un organe Pitta. Il est un organe de sécrétion des Pancha Bhuta Agnis et du foie. Son aggravation se manifeste sous forme de calculs biliaires et d'inflammations des canaux.

Le pancréas

Le pancréas fait partie de Rasa Dhatu et est une glande Kapha et sa qualité secondaire est Pitta (glande endocrine et exocrine). Puisque le pancréas régit la digestion de l'eau (Ambhu Vaha Srota) et le métabolisme du sucre par sa fonction endocrine, il est principalement lié à Rasa Dhatu. La production de bile et sa sécrétion digestive sont contrôlées par Pitta.

Le pancréas est endommagé par l'absorption de trop grandes quantités de nourriture riche ou sucrée et par trop de liquides indésirables (boissons gazeuses, sodas, alcool, etc.). Son dysfonctionnement se manifeste sous forme de métabolisme irrégulier du sucre, d'hypoglycémie et de diabète.

La rate

La rate fait partie de Rakta Dhatu et est un organe Pitta. En tant que telle, elle est impliquée dans de nombreux troubles du foie et du sang.

La rate est endommagée par la plupart des facteurs qui nuisent au foie, ainsi que par des blessures traumatiques, et se manifeste aussi sous forme de troubles sanguins, y compris les hémorragies et les plaies chroniques qui ne se cicatrisent pas.

Les reins et la vessie

Les reins et la vessie font partie de Meda Dhatu et sont des organes Kapha. Vata Dosha utilise les reins et la vessie de manière fonctionnelle et facilitent le nettoyage du sang, de Pitta et de l'acide urique.

Les reins alimentent la matière brute dans le système endocrine et les tissus profonds, les Asthi, Majja et Shukra Dhatus. Les reins se développent en premier dans le fœtus et leur propre développement est nécessaire pour une croissance correcte du corps, en particulier pour la formation des os et la fonction endocrine.

Les reins sont également des organes sensibles et facilement endommagés par des voyages trop nombreux, par l'exposition au froid, par une activité sexuelle excessive et par la frayeur.

La vessie est également endommagée par une trop grande activité sexuelle ou par la répression de l'envie d'uriner. Leur dysfonctionnement se manifeste sous forme de difficulté pour uriner, une miction anormale, par des brûlures et par des douleurs lombaires.

Le cerveau

Le cerveau fait partie de Majja Dhatu et est un organe Kapha. Le cerveau est un organe Vata par sa fonction, parce qu'il est la source des impulsions nerveuses. Le fluide cérébro-spinal est Kapha par nature (Tarpaka Kapha).

Les facteurs qui endommagent le cerveau comprennent des facteurs externes sous forme de stimuli sensoriels extrêmes, tels que des bruits trop forts ou de la musique trop forte et des couleurs trop vives. Une trop grande exposition aux médias ou aux ordinateurs est un autre facteur, car ils sont également des stimulants. La prise de stimulants tels que le café, l'alcool ou les drogues constitue d'autres facteurs perturbants. Les facteurs internes sont les pensées trop nombreuses, l'anxiété, les calculs et la spéculation. Les désordres du cerveau se manifestent sous forme d'insomnie, d'hallucinations, de fonctionnement sensoriel ou moteur affaibli, de spasmes, de tremblements, de paralysie, etc.

Les organes reproducteurs

Les testicules et ovaires font tous les deux partie de Shukra Dhatu et sont sous le contrôle de Kapha Dosha. C'est l'aspect de la fertilité et de la reproduction qui est contrôlé par Kapha. Le système reproducteur est en général de nature Kapha et la reproduction est une fonction Kapha.

L'utérus est sous le contrôle de Pitta et de Rakta Dhatu. Le fluide menstruel est chaud et de même nature que Pitta. Le fluide menstruel est le Upadhatu de Rasa Dhatu. Lorsqu'il passe par l'utérus, il prend les qualités de Pitta. Ainsi, les menstruations incluent tant Pitta que Kapha dans Artava Vaha Srota et impliquent les Rasa, Rakta et Shukra Dhatus.

Durant la grossesse, Kapha est dominant. Les seins sont des organes Kapha, parce qu'ils ont une nature adipeuse et qu'ils produisent du lait qui est le Upadhatu de Rasa Dhatu.

La polarité du système reproducteur est contraire à celle du corps entier. Le système reproducteur masculin possède davantage de qualités Kapha, bien que le corps masculin soit plus Pitta. Le système reproducteur féminin est davantage Pitta, bien que son corps soit plus Kapha. L'utérus possède une nature Pitta afin de créer une attirance pour l'énergie masculine qui est feu. Les testicules ont une nature Kapha afin de créer une attirance pour l'énergie féminine qui est eau.

Les organes reproducteurs sont endommagés par une activité sexuelle excessive, la répression sexuelle, une alimentation pauvre et des émotions telles que la luxure et la peur. Leur aggravation se manifeste sous forme d'impuissance ou de stérilité.

Les Organes et les Doshas

Vata :   gros intestin, vessie, cerveau
Pitta :   intestin grêle, foie, vésicule biliaire, rate, cœur, utérus
Kapha : estomac, poumons, pancréas, reins, testicules, ovaires

Vata régit principalement les organes d'élimination et le cerveau.

Pitta régit principalement les organes de digestion et le système circulatoire sanguin.

Kapha régit les organes qui produisent la lubrification et les autres fluides corporels.

Les maladies des organes sont généralement dues aux Doshas actifs ou aux Dhatus qui les contrôlent.

En général, Vata régit la fonction de tous les organes. Pitta régit le métabolisme dans tous les organes. Kapha maintient la substance de tous les organes. En général, les déséquilibres des organes sont liés à Vata. En général, tous les déséquilibres métaboliques ou digestifs sont liés à Pitta. En général, tous les déséquilibres de surdéveloppement ou congestion, sont liés à Kapha.

Souvent, un fonctionnement excessif de Vata conduit à une insuffisance de substance ou à une carence de Kapha. Un fonctionnent insuffisant de Vata conduit à un excès de substance ou excès de Kapha.

Systèmes de correspondance des organes et des Srotas

1. **Pranavahasrotas**, système respiratoire, rattaché aux poumons et au cœur.
2. **Annavahasrotas**, système digestif, rattaché à l'estomac, à l'intestin grêle et côlon.
3. **Ambhuvahasrotas**, système de métabolisme de l'eau, rattaché au pancréas et secondairement aux reins.
4. **Rasavahasrotas**, système lymphatique, rattaché aux poumons, au cœur et à l'estomac.
5. **Raktavahasrotas**, système circulatoire, rattaché au cœur.
6. **Mamsavahasrotas**, système musculaire, rattaché au foie et à la rate.
7. **Medovahasrotas**, système adipeux, rattaché aux reins et au pancréas.
8. **Ashtivahasrotas**, système du squelette, rattaché au côlon.
9. **Majjavahasrotas**, système nerveux, rattaché au cerveau.
10. **Shukravahasrotas**, système reproducteur, rattaché aux testicules et aux ovaires.
11. **Svedavahasrotas**, système sébacé, rattaché aux poumons.
12. **Purishavahasrotas**, système excrétoire, rattaché au côlon.
13. **Mutravahasrotas**, système urinaire, rattaché à la vessie.
14. **Artavavahasrotas**, système menstruel, rattaché à l'utérus.
15. **Stanyavahasrotas**, système de lactation, rattaché aux seins.

Les organes et glandes peuvent être diagnostiqués par les Srotamsi auxquels ils sont rattachés. Les dysfonctionnements du système de Srota se refléteront dans leurs organes respectifs.

Les glandes endocrines

Les glandes endocrines sont des glandes qui sécrètent quelque chose directement dans le sang. Les glandes exocrines sécrètent quelque chose par le biais d'un conduit, comme la salive ou la sueur. En Ayurvéda, toutes les fonctions du système endocrinien sont réparties entre Majja et Shukra Dhatus.

Certains organes, comme le pancréas, ont à la fois une fonction endocrine et exocrine. Les glandes endocrines sécrètent des messagers ou hormones. Celles-ci sont souvent appelées facteurs, car elles sont les facteurs principaux ou les liens de la fonction métabolique.

Le système endocrinien travaille en étroite collaboration avec le système nerveux ou Majjavahasrota. Une grande partie de la fonction hormonale est liée à Vata Dosha qui coordonne les deux autres Doshas. Pitta est principalement lié au contrôle métabolique du corps, ces glandes endocrines et les hormones qui contrôlent directement le métabolisme sont liées à Pitta. Kapha est lié à toute la croissance dans le corps, et contrôle les hormones de croissance.

Ainsi, une hormone est essentiellement un messager. Quand vous mangez une pomme, une hormone est responsable du déclenchement de la bonne sorte de salive, la bonne sorte de sucs gastriques et ainsi de suite à travers tout le processus de digestion. Les hormones sont à l'origine de toutes les fonctions corporelles.

La première partie du système endocrinien n'est pas en réalité une glande endocrine en tant que telle, mais la partie avant du cerveau, située à la base du troisième ventricule, l'hypothalamus. Cette partie est connectée au thalamus et à la glande pituitaire, et sert de relais entre les deux. Kapha, Pitta et Vata aident, tous deux, à contrôler l'hypothalamus et provient de Majja Dhatu.

La deuxième partie du système endocrinien est la glande pituitaire. C'est le cerveau du système hormonal. Cette glande libère une diversité complexe d'hormones qui contrôlent la croissance, la synthèse des protéines, les fonctions sexuelles et la fonction métabolique en général. C'est Vata qui contrôle la glande pituitaire.

La troisième glande endocrine est la glande pinéale. La glande pinéale produit la mélatonine ainsi que la sérotonine. L'Ayurvéda considère qu'une des fonctions majeures de la glande pinéale est de relier le corps physique au corps subtil. En Ayurvéda, Vata Dosha contrôle directement cette glande.

La quatrième glande est la thyroïde. Principalement liée à Kapha et Majja Dhatu, elle contrôle la fonction métabolique fondamentale du corps. En Ayurvéda, Pitta Dosha contrôle directement le fonctionnement de cette glande.

La cinquième fonction endocrinienne est contrôlée par les parathyroïdes. Ces glandes sont principalement liées à Pitta.

La sixième glande endocrine est le thymus. Une grande partie de son rôle reste un mystère pour la science moderne. L'Ayurvéda considère que le thymus est relié à Kapha, et, dans une certaine mesure, au concept de Ojas. Selon l'Ayurvéda, le thymus continue de jouer un rôle important chez les adultes. Il existe aussi une relation avec Vata qui contrôle l'équilibre dans le corps.

Les glandes surrénales sont probablement les moins comprises par les profanes, bien qu'elles soient les plus importantes pour notre santé globale. Leurs fonctions simplifiées incluent la fonction immunitaire, le métabolisme digestif, le métabolisme de l'eau, le métabolisme sexuel, la fonction du système nerveux. Elles ont aussi un rôle très important en tant que transmetteur à travers tout le corps et fonctionnent comme un système de « feed-back » pour la glande pituitaire. En Ayurvéda, la fonction des glandes surrénales est principalement liée à Vata, puis à Kapha (à travers Meda Dhatu, les reins et le métabolisme de l'eau ou Ambhuvahasrota), et enfin à Pitta (à travers un équilibre métabolique général). Les trois Doshas jouent tous un rôle dans le fonctionnement surrénal, ce qui devrait nous indiquer leur importance.

Glandes	Fonctions	Dosha lié
Hypothalamus **Majja Dhatu**	Stimule la sécrétion et la libération des hormones pituitaires ; inhibe la sécrétion de ces mêmes hormones	*Vata* : Prana Vayu *Pitta* : Sadhaka Pitta *Kapha* : Tarpaka Kapha
Pituitaire **Majja Dhatu**	Libère les hormones pour régulariser le métabolisme, la croissance, la synthèse des protéines, la glande thyroïdienne, contrôle les ovaires et les testicules, l'œstrogène et la progestérone, la lactation, la fonction adrénaline, la tension artérielle, la fonction rénale	*Vata* : Prana Vayu *Pitta* : Sadhaka, Pitta *Kapha* : Tarpaka Kapha
Pinéale **Majja Dhatu**	Influence les activités cycliques du métabolisme et la maturité sexuelle	*Vata* : Prana Vayu *Pitta* : Alochaka Pitta
Thyroïde **Majja Dhatu**	Régule le métabolisme de base, la croissance et le développement	*Vata* : Udana Vayu, *Pitta* : Sadhaka, Pachaka Pitta
Parathyroïde **Majja Dhatu**	Régule le niveau de calcium et de phosphore dans le sang	*Vata* : Udana Vayu *Pitta* : Ranjaka Pitta
Thymus **Majja Dhatu**	Influence les glandes lymphatiques, l'immunité générale, l'immunité des cellules,	*Vata* : Prana, Vyana Vayu *Kapha* : Avalambaka

	à travers la production de lymphocytes T et la croissance	Kapha
Surrénales **Majja Dhatu** **Meda Dhatu**	Influence le métabolisme des glucides, protéines et lipides ; anti-inflammatoire et immunosuppresseur ; régularise le sodium, le potassium et le métabolisme de l'eau en général ; augmente les fonctions des ovaires et des testicules	*Vata* : Samana Vayu, Apana Vayu *Pitta* : Pachaka, Ranjaka Pitta *Kapha* : Kledaka Kapha
Pancréas **Majja Dhatu** **Meda Dhatu**	Favorise l'utilisation du glucose, régule le niveau de glycémie par la sécrétion de ces deux hormones qui sont opposées de par leur action.	*Vata* : Samana Vayu *Pitta* : Pachaka, Ranjaka Pitta *Kapha* : Kledaka Kapha
Ovaires **Shukra Dhatu**	Régule le développement des organes sexuels féminins, la fertilité, contrôle la menstruation	*Vata* : Apana Vayu *Pitta* : Ranjaka et Sadhaka Pitta *Kapha* : Tarpaka Kapha
Testicules **Shukra Dhatu**	Régule le développement des organes sexuels masculin, la fertilité	*Vata* : Apana Vayu *Pitta* : Sadhaka Pitta *Kapha* : Tarpaka Kapha

La huitième glande endocrine est le pancréas, qui fonctionne à la fois en tant que glande exocrine et glande endocrine. Le pancréas est lié à Pitta dans sa fonction exocrine (bile) et à Kapha dans sa fonction hormonale. L'organe lui-même est cité dans les textes d'Ayurvéda comme étant de nature Kapha.

Enfin, viennent les testicules et les ovaires. La compréhension ayurvédique considère que Shukra est lié aux trois Doshas. Ils jouent tous un rôle dans le fonctionnement du système reproducteur. Le tableau suivant résume la fonction endocrinienne et les Doshas.

Les divers concepts de l'Ayurveda

Les dix emplacements vitaux

En Ayurvéda, on reconnaît dix emplacements importants dans le corps qui sont la clé de la santé. Ceux-ci sont les tempes, les trois organes vitaux principaux (le cœur, la vessie, et la tête), la gorge, le sang, le fluide reproducteur, Ojas et le rectum.

Certains emplacements sont sensibles, et s'ils sont endommagés, ils peuvent entraîner la mort, comme par exemple un coup porté sur les tempes, la tête ou la poitrine (le cœur), une fracture du cou ou la gorge tranchée. Les autres sont des tissus sensibles, comme le sang, le fluide reproducteur ou Ojas, dont la perte provoque la perte de l'énergie vitale et la mort. D'autres sont des organes importants dont le dysfonctionnement entraîne la perte de l'énergie vitale et la mort, comme la tête (le cerveau), le cœur, la vessie et le rectum. Lorsque la vessie ne fonctionne pas correctement, les tissus deviennent toxiques. Il se passe la même chose à un moindre degré lorsque le côlon arrête de fonctionner.

Des problèmes à ces endroits peuvent indiquer des problèmes de vitalité à long terme. Ces endroits contiennent une énorme quantité de Prana en état de vulnérabilité et s'ils sont endommagés, cela peut conduire à la perte de Prana.

La non suppression des envies naturelles

Comme nous l'avons remarqué, l'une des causes principales de la rupture des canaux, l'un des facteurs principaux des maladies en général, concerne l'obstruction de la circulation à l'intérieur des canaux. C'est ce que nous faisons en réprimant ou en inhibant les fonctions normales des canaux.

Chaque canal a un but, la circulation ne doit pas y être réprimée. Une absence de circulation ou la répression à l'intérieur de l'un d'entre eux est néfaste. Réprimer une envie naturelle a un effet déséquilibrant sur toutes les autres et déséquilibre la force vitale. La matière devant être évacuée est obligée de rester à l'intérieur du corps et la pulsion qui nous incite à l'expulser est refoulée et reconduite vers l'intérieur. Non seulement cela entraîne une faiblesse de la fonction réprimée, mais également un déséquilibre de tout le système nerveux, car l'énergie nerveuse à l'origine de l'impulsion doit être déchargée autre part. Cela peut entraîner une circulation dans la mauvaise direction ou hors du canal. Par conséquent, la répression des envies naturelles a tendance à déséquilibrer Vata.

C'est la raison pour laquelle, en Ayurvéda, aucune envie naturelle ne doit pas être réprimée. On en reconnaît treize. Ce sont les envies de :

1. uriner 2. excréter 3. éjaculer 4. expulser des gaz
5. vomir 6. éternuer 7. éructer 8. bailler
9. manger 10. boire 11. pleurer 12. dormir
13. respirer

Les effets secondaires de la répression des envies naturelles

1. La répression de l'envie d'uriner déséquilibre les reins et le système urinaire. Cela entraîne une miction difficile et

douloureuse, des douleurs dans la vessie, des douleurs dans les lombaires et des céphalées.

2.   La répression ou retenir l'envie de déféquer déséquilibre le côlon, les systèmes digestif et excrétoire. Cela entraîne la constipation, des douleurs abdominales et une dilatation, des céphalées et des crampes musculaires.

3.   La répression de l'envie d'éjaculer endommage les systèmes reproducteur et urinaire. Cela cause de la douleur dans le pénis et les testicules, la dilatation de la prostate, des difficultés pour uriner, des douleurs cardiaques, des malaises et de l'insomnie.

4.   La répression de l'envie d'expulser des gaz entraîne la constipation, des difficultés pour uriner, des douleurs abdominales et une dilatation ainsi que divers troubles Vata. L'air pollué retenu est absorbé dans les os et la moelle, où il peut aggraver les troubles nerveux ou arthritiques. Par conséquent, cela perturbe non seulement le système digestif mais aggrave Vata dans le corps entier.

5.   La répression de l'envie de vomir entraîne la nausée, l'anorexie, les œdèmes, l'anémie, la fièvre et les maladies de peau. Cela tend à endommager le système d'admission de l'eau (Ambhu Vaha Srotas).

6.   La répression de l'envie d'éternuer entraîne des céphalées, des douleurs nerveuses faciales et un engourdissement ainsi qu'une faiblesse des organes de sens. Cela endommage souvent les poumons et le système respiratoire et augmente les réactions allergiques.

7.   La répression de l'envie d'éructer entraîne le hoquet, l'anorexie, une respiration difficile et des palpitations. La répression de la toux est similaire. Le système respiratoire et le

système digestif peuvent tous deux être déséquilibrés de manière significative.

8.   La répression de l'envie de bailler entraîne des tremblements, des engourdissements, des convulsions et l'insomnie. Elle aggrave principalement Vata et le système nerveux.

9.   La répression de l'envie de manger entraîne un manque d'appétit, une digestion faible, une malabsorption et de légers vertiges. Elle déséquilibre tout le corps et l'esprit par l'intermédiaire du système digestif et peut entraîner la suppression du feu digestif.

10.   La répression de l'envie de boire entraîne la sécheresse, la surdité, la fatigue et des douleurs cardiaques. Elle déséquilibre le système d'irrigation et bouleverse la vitalité et peut entraîner une peau sèche ou la déshydratation.

11.   La répression de l'envie de pleurer entraîne les maladies des yeux, les allergies, de légers vertiges et les maladies cardiaques. Elle comporte également souvent la répression des émotions.

12.   La répression de l'envie de dormir entraîne l'insomnie, la fatigue, les céphalées, et une lourdeur dans les yeux. Elle déséquilibre le système nerveux et l'esprit, en particulier Vata.

13.   La répression de l'envie de respirer entraîne la toux, l'asthme, une respiration difficile et superficielle, la faiblesse, et des maladies cardiaques.

Cela se produit souvent lorsque nous sommes perturbés ou effrayés et il se peut que nous ne nous en apercevions pas. Par conséquent, une respiration consciente peut corriger de nombreuses conditions émotionnelles.

De nombreuses formes de Vata sont déséquilibrées dans chaque cas. Elles sont énumérées comme suit :

La répression de l'acte d'excréter, d'uriner ou d'éjaculer déséquilibre Apana Vayu, mouvement descendant de l'air.

La répression de l'acte de manger ou de boire déséquilibre Agni et Samana Vayu.

La répression du sommeil, de l'inhalation, de l'éternuement ou du bâillement déséquilibre le Prana ou force vitale principale du corps.

La répression de l'expiration, de l'éructation, des vomissements ou de la toux déséquilibre Udana, mouvement ascendant de l'air.

La répression des pleurs déséquilibre Vyana.

La non répression des envies naturelles est entièrement différente de l'assouvissement des désirs. Les encourager de manière excessive telle que trop manger ou boire ou avoir des activités sexuelles excessives, est également déséquilibrant. Imposer un acte lorsqu'il n'y a pas de désir naturel tel que manger lorsque nous n'avons pas faim, peut également être déséquilibrant, en particulier pour Vata.

Suivre la nature et la modération sont deux actes qui vont toujours de pair. Ce qui est naturel n'est jamais extrême. S'occuper d'une envie n'est pas la même chose que de s'y livrer. Une fois que notre goût et nos sens sont stimulés de manière excessive, il est difficile de les faire revenir à un état d'équilibre et nous finissons par avoir terriblement envie de choses qui aggraveront ultérieurement notre condition.

La non répression des émotions

Les émotions forment également de nombreuses impulsions au niveau mental. Elles ne devraient pas non plus être réprimées sinon elles déséquilibreront le mental. Leur énergie se tournera alors vers l'intérieur et entraînera une plus grande inconscience à l'intérieur de nous-mêmes. Elles s'accumuleront dans le subconscient et entraîneront de l'anxiété, des malaises et un manque de paix. Les émotions réprimées auront tendance à bloquer les canaux du corps physique et pourront entraîner l'obstruction de la circulation, des douleurs, et favoriser l'accumulation des toxines ou la formation des tumeurs.

L'énergie émotionnelle bloquée doit également ressortir quelque part. Si nous ne l'exprimons pas, elle ressortira au niveau physique. La répression des émotions est à l'origine de nombreuses maladies. Elle est également à l'origine d'un système immunitaire faible. De nombreuses émotions telles que la peur, font partie des réactions immunitaires pour éviter ou repousser le danger. Lorsqu'elles sont réprimées, la fonction immunitaire baisse également. La suppression des émotions affaiblit également le feu digestif et les toxines ont tendance à s'accumuler dans les tissus. De tels troubles du système immunitaire tels que les allergies, l'arthrite ou le cancer sont en général fondés sur des émotions réprimées.

Des signes de blocage émotionnel comprennent l'insomnie, les cauchemars, l'irritabilité, la peur, la dépression et le Dosha changeant. Au niveau physique, il y aura un manque d'appétit, des nausées ou des indigestions et des douleurs ou des tensions dans les régions du foie étant donné que le foie régit l'expression des émotions. Chez les femmes, les émotions réprimées ont tendance à ressortir avant les règles.

Nous devrions reconnaître et exprimer nos émotions lorsqu'elles surviennent. Cela ne veut pas dire non plus que nous devrions nous y adonner ou les exprimer excessivement. Par conséquent, si nous sommes en colère au sujet de quelque chose, nous devrions le communiquer aussi objectivement que possible. Cela ne signifie pas de nous emporter avec rage mais d'exprimer notre incapacité à accepter la situation. Sinon la peur que nous avons de nous exprimer réprimera notre colère qui se retournera directement contre nous-mêmes.

C'est seulement parce que les émotions sont réprimées qu'elles deviennent puissantes ou violentes. L'émotion est une énergie douce, à l'origine une sensation de blessure ou de perturbation. C'est à son début que nous avons le pouvoir de la contrôler. La seule façon de contrôler les émotions est d'apprendre à les observer, en nous-mêmes et chez les autres. La répression et l'expression exagérées sont des formes de non observation.

Chapitre 8 - Questions d'étude

1. Quels sont les organes liés à Vata dans leur fonctionnement ?

2. Quels sont les organes liés à Pitta ?

3. Quels sont les organes liés à Kapha ?

4. Comment le foie fonctionne-t-il selon l'Ayurvéda ?

5. Comment les reins fonctionnent-ils selon l'Ayurvéda ?

6. Comment les poumons fonctionnent-ils ?

7. Quels sont les dix emplacements vitaux ?

8. Pourquoi les envies naturelles ne doivent-elles pas être réprimées ?

9. Quelles sont les conséquences physiques des émotions réprimées ?

Chapitre 9
Les Points Marma

Marma signifie secret, caché, énergie vitale. Les Marmas sont des points d'énergie et de vulnérabilité spécifiques. Il existe des points Marma à travers le corps entier. Chaque Marma est lié à différents Doshas, Dhatus et organes corporels. Les Marmas sont les points de réception sur la peau, par lesquels circule l'énergie vitale. Les Marmas sont les points à travers lesquels le Prana, ou la force vitale, se déplace et peut être dirigée. Le Prana est l'énergie maîtresse et l'intelligence de notre système psychologique.

Les points Marma sont très semblables aux points d'acupuncture de la médecine traditionnelle chinoise. On retrouve la première référence faite à leur sujet dans l'Atharva Véda. Ils ont minutieusement été traités par Sushruta. La connaissance de ces points sensibles de l'anatomie était utilisée durant les guerres pour blesser l'ennemie et pour se protéger. Cette connaissance est devenue une partie essentielle de la formation des chirurgiens, parce qu'une blessure à ces endroits précis conduit à la mort ou à l'invalidité.

Un point Marma est défini en tant que lieu anatomique où la chair, les veines, les artères, les tendons, les os et les articulations se rejoignent. Lors du développement de cette technique de thérapie, ces points étaient utilisés pour stimuler les Doshas et les systèmes internes du corps. Les points Marma sont classifiés d'après les différentes parties du corps où ils se situent, d'après les tissus qui les composent et d'après les effets ressentis lorsqu'ils sont endommagés.

Comme les points d'acupuncture chinois, les points Marma sont mesurés avec les doigts (*Anguli*) comme unité, en fonction de chaque individu. Leur taille se mesure avec la taille des doigts et leur emplacement est déterminé par eux. Les points Marma sont différents des points d'acupuncture dans le sens qu'un certain nombre d'entre eux sont de taille plus grande et certains recouvrent des parties mesurant de un à huit doigts de diamètre. Etant donné qu'ils indiquent une grande région plutôt qu'un point, leur définition est générale.

Nombre de points Marma

Il y a 107 points Marma et l'Astanga Hrdayam les divise en six divisions :

« *Un Marma est un endroit qui, au toucher, palpite et fait mal de façon inhabituelle. Les Marmas (les points vitaux) sont appelés ainsi parce qu'ils provoquent la mort ; ils sont l'endroit où se rencontrent les muscles, les os, les tendons, les artères, les veines et les articulations ; la vie y réside entièrement (toute blessure ou dommage sur l'un d'eux met la vie en danger). Ils sont indiqués par la structure prédominante qui les compose ; ainsi les Marmas sont de trois sortes. En ce qui concerne leur facteur commun, ils sont d'une seule sorte comme « siège de la vie ».*
(vol. I, pg. 427-8)

Les six divisions dont se réfère Vagbhata, l'auteur de l'Astanga Hrdayam, sont les suivantes :
1. Mamsa Marmas – prédominance de tissus musculaires
2. Asthi Marmas – prédominance d'os
3. Snayu Marmas – prédominance de tendons et ligaments
4. Dhamani Marmas – prédominance d'artères
5. Sira Marmas – prédominance de veines
6. Sandhi Marmas – prédominance d'articulations osseuses

Les points Marma sont classifiés par région du corps :
    Membres supérieurs : 22
    Membres inférieurs : 22
    Abdomen et thorax : 12
    Dos et tronc : 14
    Tête et cou : 37

Les points Marma sont classifiés par structure :
    Musculaire : 11
    Vaisseaux sanguins : 41
    Ligaments et tendons : 27
    Articulations : 20
    Os : 8

Explication des noms sanskrits des Marmas

La plupart des Marmas sont nommés d'après leur emplacement ou leur fonction ; ainsi, leur nom favorise leur identification. De nombreux points peuvent être traités sur la partie avant ou arrière du corps qui s'y rapporte.

La tête

Adhipati	'Le suzerain'
Simanta	'Le sommet', le crâne et les articulations environnantes
Shringatakani	Point de jonction des quatre chemins, voile du palais dans la bouche
Sthapani	'Ce qui apporte du soutien'
Utkshepa	'Ce qui est projeté vers le haut', parce qu'il est au-dessus des tempes
Shankha	'Conque', les tempes
Avarta	'Calamité', à cause de sa nature sensible
Apanga	Coin extérieur de l'œil
Phana	'Capuchon de serpent', les côtés des narines
Vidhur	'Détresse', à cause de sa nature sensible

Le cou

Krikatika	Articulation du cou
Sira Matrika	'Mère des vaisseaux sanguins', des artères à la tête passant dans cette région
Nila	'Bleu foncé', de la couleur des veines à cet endroit
Manya	'Honneur' peut-être dû à sa relation avec la voix

Le dos

Kukundara	Indiquant les reins, de chaque côté de l'os iliaque postérieur supérieur
Katikataruna	'Ce qui provient du sacrum', partie centrale du postérieur
Nitamba	Partie supérieure du postérieur
Parshwasandhi	Articulation sur les côtés, les côtés de la taille
Brihati	'Grande' ou large région du dos
Amshaphalaka	Omoplates
Amsa	Epaules

Le thorax

Hridaya	Cœur
Stanamula	Base de la poitrine
Stanarohita	Inclinaison (ou région supérieure) de la poitrine
Apastambha	Point sur le côté supérieur de la poitrine acheminant le Prana ou force vitale
Apalapa	'non surveillé', aisselle

L'abdomen

Guda	Anus
Basti	Vessie
Nabhi	Nombril

Les membres supérieurs et inférieurs

Talahridaya	Cœur ou centre de la paume de la main ou plante des pieds
Kshipra	Rapide, dû à ses effets immédiats
Kurccha	Nœud ou paquet de muscles ou tendons à la base du pouce ou du gros orteil
Kurcchashira	Tête de kurccha, à la base des mains ou des pieds
Manibanda	Bracelet, entourant le poignet
Gulpha	Articulation de la cheville
Indrabasti	'La vessie d'Indra', au milieu de l'avant-bras et au milieu du mollet
Kurpara	Articulation du coude
Jana	Articulation du genou
Ani	Partie inférieure du bras ou de la jambe
Urvi	' large', la région large centrale de la cuisse ou de l'avant-bras
Lohitaksha	'Yeux rouges', partie inférieure avant de l'insertion de l'articulation de l'épaule et de l'articulation de la jambe
Kakshadhara	'Ce qui soutient les flancs', partie supérieure de l'articulation de l'épaule
Vitapa	Périnée, endroit où les jambes sont reliées au tronc

Tableau des points Marma

(Notez que les tailles sont en *Anguli* ou largeur de doigt)

La tête et le cou

N°	Nom et Taille	Quantité	Emplacement	Composition	But du Traitement
1	Adhipati ½ anguli	1	Sommet du crâne	Articulations du crâne	Contrôle le mental, les nerfs et Prana vayu
2	Simanta	5	Sur les articulations	Articulations du crâne	Contrôle les nerfs et Prana

	4 anguli		des os du crâne		vayu
3	Shringatakani ½ anguli	4	Voile du palais	Sang	Contrôle les nerfs et Prana vayu
4	Sthapani ½ anguli	1	Entre les sourcils	Vaisseaux sanguins	Contrôle le mental, les nerfs, les glandes endocrines et Prana vayu
5	Utkshepa ½ anguli	2	Au-dessus de Shankha	Ligaments	Contrôle le gros intestin et Apana vayu
6	Shankha 2 anguli	2	Les tempes entre les oreilles et Apanga	Os	Contrôle le gros intestin et Apana vayu
7	Avarta ½ anguli	2	Au-dessus des sourcils sur les côtés	Articulations	Contrôle la vision, Alochaka Pitta et Prana vayu
8	Apanga ½ anguli	2	Coins des yeux	Vaisseaux sanguins	Contrôle la vision, Alochaka Pitta et Prana vayu
9	Phana ½ anguli	2	De chaque côté des narines	Vaisseaux sanguins	Contrôle les sinus et Prana vayu
10	Vidhura ½ anguli	2	Sous les oreilles	Tendons	Contrôle l'ouïe, l'équilibre et Prana vayu
11	Krikatika ½ anguli	2	Jonction de la tête et du cou	Articulations	Libère la tension du cou et des épaules et Udana vayu
12	Sira Matrika 4 anguli	8	Quatre artères de chaque côté du cou	Artères	Circulation du sang vers la tête et le cœur, Vyana vayu
13	Nila 4 anguli	2	De chaque côté du larynx	Vaisseaux sanguins	Circulation, voix enrouée, Udana vayu
14	Manya 4 anguli	2	Arrière de Nila	Vaisseaux sanguins	Contrôle la circulation sanguine, Vyana vayu

L'arrière du corps

N°	Nom	Quantité	Emplacement	Composition	But du Traitement
15	Katikataruna ½ anguli	2	Fessier, au centre des hanches	Os	Contrôle les tissus adipeux, Vyana vayu
16	Kukundara ½ anguli	2	Près du sacrum, os iliaque supérieur postérieur	Articulations	Contrôle Apana vayu
17	Nitamba ½ anguli	2	4 anguli au-dessus du Kukundara	Os	Contrôle les reins, Apana vayu
18	Parshwasandhi ½ anguli	2	2 anguli au-dessus de Nitamba	Vaisseaux sanguins	Contrôle les glandes surrénales, Prana et Samana vayu
19	Brihati ½ anguli	2	Entre la 7ème et la 8ème vertèbre thoracique	Vaisseaux sanguins	Contrôle Samana vayu
20	Amsaphalaka ½ anguli	2	Sur les omoplates, au-dessus de Brihati	Os	Contrôle Prana et Vyana vayu
21	Amsa ½ anguli	2	4 anguli au-dessus de Amsaphalaka, entre les épaules et le cou	Ligaments	Contrôle Udana vayu

Le devant du corps

N°	Nom	Quantité	Emplacement	Composition	But du Traitement
22	Guda 4 anguli	1	Autour de l'anus	Musculaire	Contrôle les systèmes urinaire, reproducteur et menstruel et Apana vayu

23	Vitapa 1 anguli	2	2 anguli sous Lohitaksha, à la base du sacrum	Muscles et ligaments	Traite l'impuissance, la fertilité, les hernies, la constipation, les problèmes menstruels et Apana vayu
24	Lohitaksha ½ anguli	4	Articulation de l'aine ou des aisselles	Vaisseaux sanguins	Traite le système lymphatique, la circulation et Vyana vayu
25	Basti 4 anguli	1	Partie supérieure de l'os du pubis	Ligaments	Contrôle de Kapha et Vyana vayu
26	Nabhi 4 anguli	1	Autour du nombril	Ligaments	Contrôle de l'intestin grêle, Pachaka Pitta et Samana vayu
27	Hridaya 4 anguli	1	Milieu du sternum	Vaisseaux sanguins	Contrôle de Sadhaka Pitta et Vyana vayu
28	Stanamula 2 anguli	2	Juste au-dessous des mamelons	Vaisseaux sanguins	Traite le cœur, la tension artérielle , la circulation, Sadhaka Pitta et Vyana vayu
29	Stanarohita ½ anguli	2	2 anguli au-dessus de Stanamula	Musculaire	Traite la poitrine, augmente la production de lait maternel, Prana et Vyana vayu
30	Apastambha ½ anguli	2	Entre les mamelons et la clavicule	Vaisseaux sanguins	Traite les problèmes pulmonaires et Vyana vayu
31	Apalapa ½ anguli	2	Côté latéral du Stanamula	Vaisseaux sanguins	Contrôle la circulation du sang dans les bras et Vyana vayu

Les mains et les jambes

N°	Nom	Quantité	Emplacement	Composition	But du Traitement
32	Talahridaya ½ anguli	4	Centre des paumes et des plantes des pieds	Musculaire	Stimule les poumons, à certains degrés le cœur et Vyana vayu
33	Kshipra ½ anguli	4	Entre le pouce et l'index et le 1er et 2ème orteil	Tendons	Stimulation du cœur, Prana et Vyana vayu
34	Kurccha 1 anguli	4	2 anguli au-dessus de Kshipra, à la base du pouce et du 1er orteil	Tendons	Les pieds contrôlent Alochaka Pitta, les mains Prana Vayu
35	Manibanda 2 anguli	2	Sur l'articulation des poignets	Articulations	Traite les poignets, stimule les nerfs et Vyana vayu
36	Kurcchashira 1 anguli	4	au-dessus de Kurccha, à la base des mains ou des pieds	Tendons	Stimulation de l'estomac, Pachaka Pitta et Samana vayu
37	Gulpha 2 anguli	2	Sur l'articulation des chevilles	Articulations	Traite les chevilles, la sciatique, l'arthrite et Vyana vayu
38	Indirabasti ½ anguli	4	Au milieu de l'avant-bras et des mollets	Musculaire	Stimulation d'Agni, intestin grêle, Pachaka Pitta et Samana vayu
39	Kurpara 3 anguli	2	Sur les coudes	Articulations	Stimulation du foie, de la rate, Ranjaka Pitta et Samana vayu
40	Janu 3 anguli	2	Sur les genoux	Articulations	Stimulation du foie, de la

					rate, Ranjaka Pitta et Samana vayu
41	Ani ½ anguli	4	Sur les bras et les jambes, 3 anguli au-dessus de Kurpara et Janu	Tendons	Stimulation des reins et Apana vayu
42	Urvi 1 anguli	4	Au milieu du bras et de la cuisse	Vaisseaux sanguins	Stimulation du métabolisme de l'eau, Vyana et Apana vayu
43	Kakshadhara 1 anguli	2	2 anguli au-dessus de lohitaksha dans les articulations des épaules	Ligaments	Traite les épaules et vyana vayu

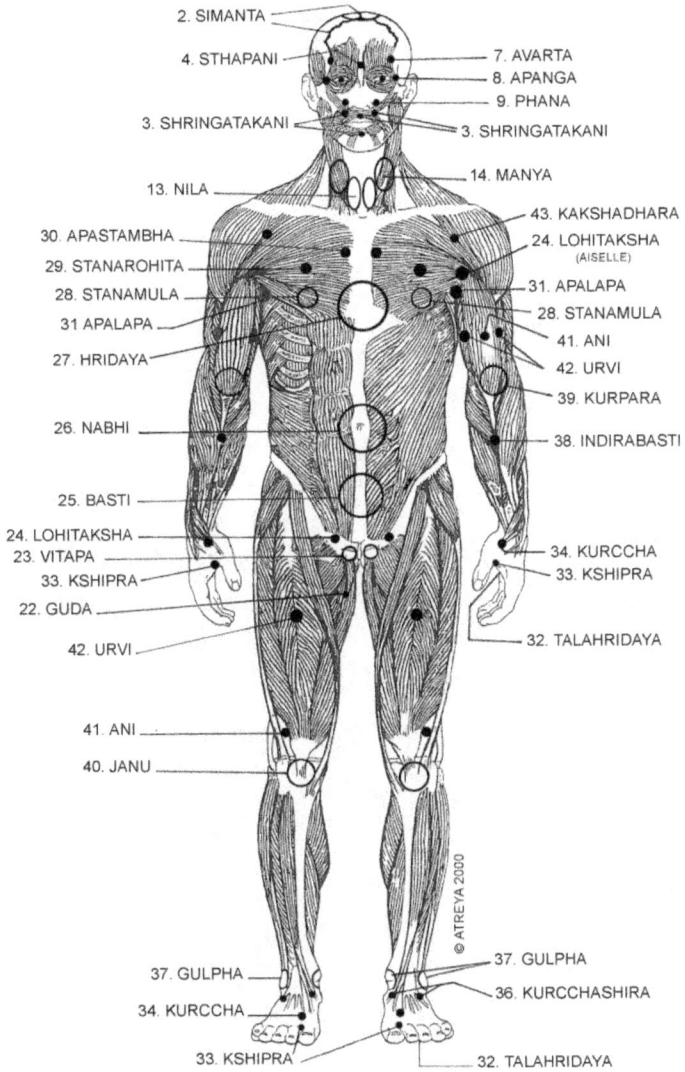

2. SIMANTA

4. STHAPANI

7. AVARTA

8. APANGA

9. PHANA

3. SHRINGATAKANI

3. SHRINGATAKANI

14. MANYA

13. NILA

43. KAKSHADHARA

30. APASTAMBHA

24. LOHITAKSHA
(AISELLE)

29. STANAROHITA

28. STANAMULA

31. APALAPA

31 APALAPA

28. STANAMULA

41. ANI

27. HRIDAYA

42. URVI

39. KURPARA

26. NABHI

38. INDIRABASTI

25. BASTI

24. LOHITAKSHA

23. VITAPA

34. KURCCHA

33. KSHIPRA

33. KSHIPRA

22. GUDA

42. URVI

32. TALAHRIDAYA

41. ANI

40. JANU

© ATREYA 2000

37. GULPHA

37. GULPHA

36. KURCCHASHIRA

34. KURCCHA

33. KSHIPRA

32. TALAHRIDAYA

LES POINTS DE MARMAS SUR LE DEVANT DU CORPS

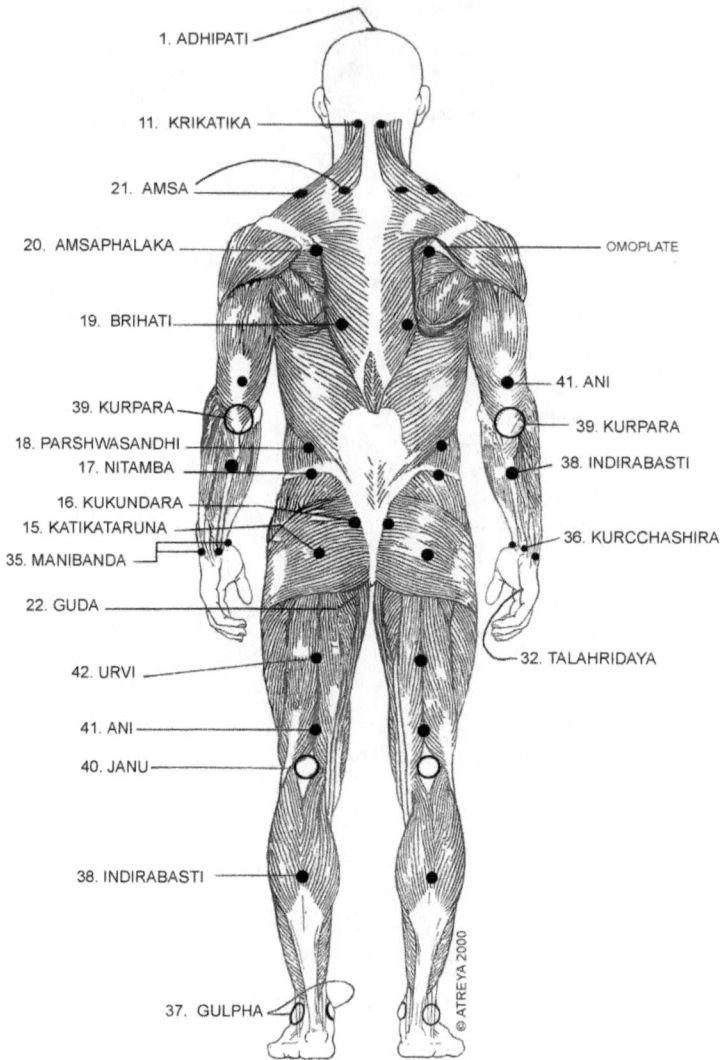

1. ADHIPATI

11. KRIKATIKA

21. AMSA

20. AMSAPHALAKA

OMOPLATE

19. BRIHATI

41. ANI

39. KURPARA

39. KURPARA

18. PARSHWASANDHI

38. INDIRABASTI

17. NITAMBA

16. KUKUNDARA

15. KATIKATARUNA

36. KURCCHASHIRA

35. MANIBANDA

22. GUDA

32. TALAHRIDAYA

42. URVI

41. ANI

40. JANU

38. INDIRABASTI

© ATREYA 2000

37. GULPHA

LES POINTS DE MARMAS A L'ARRIERE DU CORPS

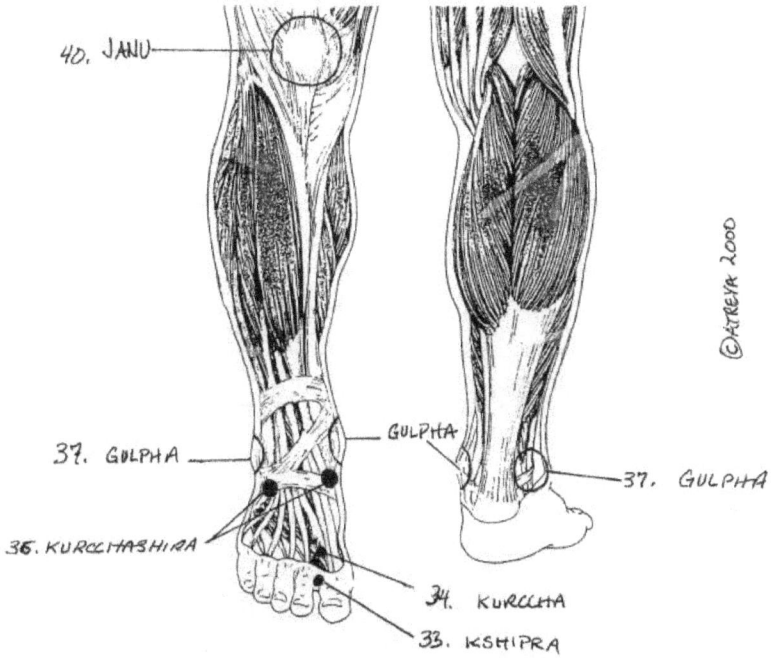

40. JANU

©ATREYA 2000

37. GULPHA

GULPHA

37. GULPHA

36. KURCCHASHIRA

34. KURCCHA

33. KSHIPRA

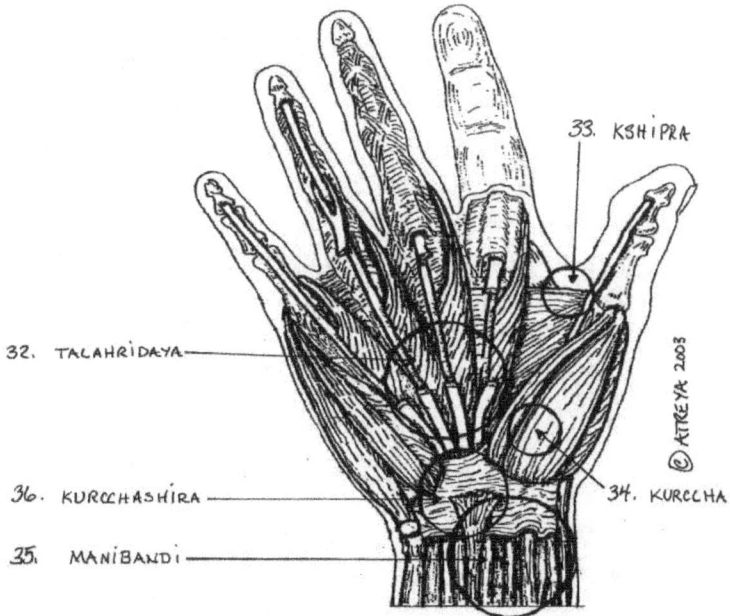

33. KSHIPRA

32. TALAHRIDAYA

©ATREYA 2003

36. KURCCHASHIRA

34. KURCCHA

35. MANIBANDI

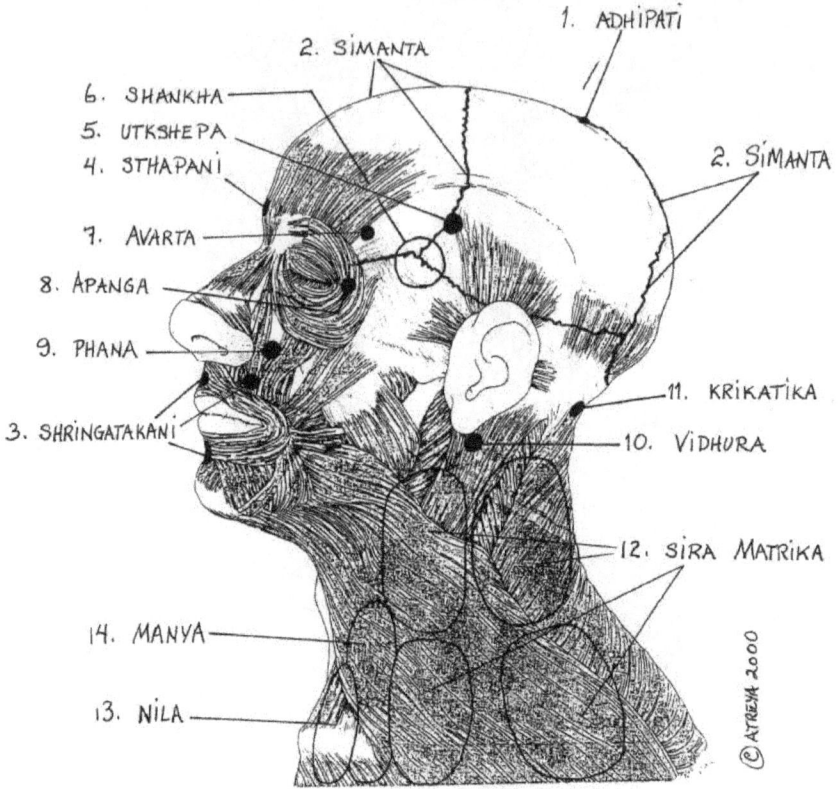

1. ADHIPATI
2. SIMANTA
6. SHANKHA
5. UTKSHEPA
4. STHAPANI
2. SIMANTA
7. AVARTA
8. APANGA
9. PHANA
3. SHRINGATAKANI
11. KRIKATIKA
10. VIDHURA
12. SIRA MATRIKA
14. MANYA
13. NILA

© ATREYA 2000

Chapitre 9 - Questions d'étude

1.   Quel Marma contrôle les autres Marmas ?

2.   Quels sont les trois Marmas qui contrôlent globalement Vata, Pitta et Kapha ?

3.   Quels Marmas contrôlent les yeux (Alochaka Pitta) ?

4.   Quel Marma contrôle la colonne vertébrale ?

5.   Quels Marmas contrôlent le cœur et les poumons (Avalambaka Kapha) ?

6.   Quel Vayu contrôle la digestion et quels Marmas la stimulent ?

7.   Quels Marmas agissent sur le métabolisme de l'eau (Ambhuvaha Srota) ?

Vaidya Atreya Smith

Appendice

Glossaire

Termes Sanskrits

Bien que certains considèrent que les termes sanskrits sont souvent difficiles à mémoriser ou à prononcer, nous devons nous rappeler qu'il n'existe pas toujours en français d'équivalents adéquats. Étant donné que le sanskrit est une langue basée rigoureusement sur l'étymologie, nous sommes à même de comprendre davantage la signification de ces termes lorsque nous examinons la racine dont ils découlent. Même l'étude de la médecine chinoise implique l'apprentissage d'un nombre similaire de termes chinois ou de termes latins pour la médecine occidentale.

Ceux-ci sont les principaux termes ayurvédiques pour le glossaire du cours dont seuls les termes les plus communément utilisés doivent être connus par l'étudiant.

Abhimana : vanité
Abhinivesha : attachement à la vie
Adhyavasaya : détermination, constatation
Agni : feu ; feu digestif
Ahamkara : je ; ego

Ahimsa : non-violence
Alochaka Pitta : forme de Pitta qui régit la vision
Ama : nourriture non digéré
Amla : goût acide
Ananda : extase ; béatitude
Anna : nourriture
Antahkarana : organe interne (l'esprit)
Antar Marga : chemin de la maladie interne (appareil digestif)
Anu : atome
Anutva : atomique
Apana : mouvement descendant des cinq vayus
Arogya : santé
Artava : fluide menstruel
Artha : but pour parvenir à la richesse ou les possessions
Asana : postures de Yoga
Asmita : égoïsme
Asthi : os
Atman : le Soi Véritable ou la conscience pure
Aushada : plante médicinale, médicament
Avalambaka Kapha : forme de Kapha dans la poitrine
Avaleha : gelée de plantes médicinales
Avidya : ignorance
Ayurvéda : la science de la vie (complément des Védas ou Vedanga)

Basti : thérapie de lavement ; vessie
Bahya Marga : chemin extérieur des maladies (plasma, etc.)
Bhagavad Gita : enseignement de Krishna
Bhakti Yoga : Yoga de la dévotion
Bhasma : cendre ou préparation d'oxyde, de minéraux ou de métaux
Bhishaka : médecin ayurvédique
Bhrajaka Pitta : forme de Pitta qui régit le teint
Bhuta : élément
Bhutagni : feu digestif qui digère les Bhutas
Bodhaka Kapha : forme de Kapha qui confère le sens du goût

Brahma : créateur cosmique
Brahmacharya : contrôle de l'énergie sexuelle
Brahman : réalité spirituelle, l'Absolu
Brahmana : un Brahman ou personne possédant des valeurs spirituelles
Brimhana : thérapie pour tonifier
Buddhi : intelligence, principe de discernement ou de raisonnement

Chakra : centres d'énergie subtile
Chala : mobile, instable, agité
Chikitsa : traitement, thérapie (dispenser des soins)
Chit : conscience
Chitta : esprit inconscient, l'esprit en général

Darshana : voir, percevoir ; observation
Dhanvantari : Dieu de la médecine et de la guérison
Dharana : concentration de Buddhi vers l'intérieur, attention
Dharma : but vers le pouvoir ou le prestige, loi de sa propre nature
Dhatu : tissus du corps, au nombre de sept au total
Dhyana : état « d'êtreté », méditation
Dvesha : répulsion

Ganesh : Dieu de la sagesse, sciences, mathématiques et compétences
Gati : mouvement, qualité du pouls
Gunas : attributs, qualités principales de la nature
Guru : enseignant, en tant que qualité : lourd

Hatha Yoga : Yoga du corps physique, discipline psychologique et purification

Jiva : Âme individuelle
Jnana Yoga : Yoga de la connaissance
Jnanendriya : organe de sens

Jyotish : astrologie védique

Kala : membrane de nutrition pour les tissus
Kali : Déesse de la destruction
Kama : désir
Kapha : Dosha d'eau et de terre
Karma : action
Karma Yoga : Yoga de service
Karmendriya : organe moteur
Kashaya : goût astringent
Katu : goût piquant, épicé
Kaya Kalpa : rajeunissement, régénérescence du corps
Kledaka Kapha : forme de Kapha qui gouverne la digestion
Kosha : enveloppe
Kshatriya : personne possédant des valeurs politiques

Laghu : léger
Lakshmi : Déesse de la dévotion et de la prospérité
Langhana : thérapie pour alléger
Laya Yoga : Yoga qui fusionne dans le courant des sons

Madhyama Marga : chemin central des maladies (dans les tissus profonds)
Majja : moelle des os et des tissus nerveux
Mala : déchets du corps
Mamsa : muscle
Manas : mental quotidien, esprit en tant que principe de pensée
Manasa : qui se rapporte à l'esprit, psychologique
Mantra : sons sacrés
Mantra Yoga : Yoga qui pratique les sons sacrés
Marga : chemin
Marma : points vitaux du corps
Maya : illusion cosmique
Meda : graisse
Mutra : urine (Mala)

Nadi : nom ayurvédique du pouls ; canaux
Nasya : thérapies par administration nasale
Nirama : condition sans Âma
Niyama : la purification extérieure, la conscience de l'action

Ojas : principale réserve d'énergie du corps et de l'esprit
Oshadhi : plante

Pachaka Pitta : forme de Pitta qui régit la digestion
Pancha Karma : cinq actions nettoyantes : le vomissement, les purges, les lavements, saignée et les médications nasales
Pariksha : examen, diagnostic
Phala : fruit
Pitta : Dosha du feu et l'eau
Prabhava : action spécifique de nourriture et plantes
Prajnaparadha : échec de sagesse ou d'intelligence
Prakriti : Nature Première, état naturel, constitution
Prana :   1. Force vitale ou souffle en général,
          2. mouvement vers l'intérieur des cinq vayus
Prashna : interrogation
Pranayama : contrôle de la respiration
Pratyahara : contrôle des sens et de l'esprit
Prasad : offrandes purifiées offertes après un rituel, en général des sucreries
Prash : gelée à base de plantes médicinales
Purisha : les fèces (Mala)
Purusha : Esprit Originel ou le Soi

Rajas : principe intermédiaire d'énergie des trois qualités de la nature (Prakriti)
Rajasique : de la nature de Rajas
Rakta : l'hémoglobine
Rakta Moksha : saignée thérapeutique
Ranjaka Pitta : forme de Pitta qui digère le sang
Rasa : 1. plasma, Dhatu 2. goût
Roga : maladie

Sadhaka Pitta : forme de Pitta qui gouverne le cerveau

Sama : condition des Doshas avec des résultats d'indigestion

Samadhi : ré-identification avec le Soi

Samana : forme équilibrante des cinq vayus

Samkalpa : conception, volonté, motivation, intention

Samkhya : système indien qui énumère les principaux principes cosmiques

Sarasvati : Déesse de la sagesse et des arts

Sat : être, réalité

Sattva : le principe d'harmonie le plus élevé des trois qualités de la nature (Prakriti)

Sattvique : qui a la nature de Sattva

Satya : vérité

Shakti : énergie de la conscience pure

Shamana : thérapie palliative

Sharira : corps physique

Shiva : être pur ou conscience pure, destructeur cosmique

Shodhana : thérapie de purification

Shudra : personne ayant des valeurs perçues par les sens

Shukra : sperme, fluide reproducteur

Siddhi : pouvoir psychique

Sleshaka Kapha : forme de Kapha qui lubrifie les articulations

Sleshma : autre nom pour Kapha ou mucus

Smriti : mémoire

Snehana : thérapie par les huiles, massages à l'huile

Soma : béatitude ou principe du plaisir à l'origine de l'esprit et des sens, empirique

Sparshana : palpation, examen par le toucher

Srotas : différents systèmes de canaux physiologiques, le pluriel en Sanskrit est Srotamsi

Sutra : axiome utilisé dans l'enseignement védique

Sveda : sueur (Mala)

Svedana : vapeur ou thérapie par la transpiration

Svaha- Swaha : mantra védique pour les offrandes de feu

Tamas : principe d'inertie parmi les trois qualités de la nature

(Prakriti)

Tamasique : qui a la nature de Tamas

Tanmatra : les cinq principaux principes sensoriels (l'ouïe, le toucher, la vue, le goût et l'odorat) à l'origine des organes et des éléments

Tantra : vénération du principe féminin cosmique

Tapas : discipline, autodiscipline

Tarpaka Kapha : forme de Kapha qui gouverne le cerveau et les nerfs

Tattva : principe d'évolution cosmique

Tejas : feu mental

Tikta : goût amer

Udana : mouvement ascendant des cinq vayus

Upadhatu : tissus secondaires du corps

Upanishads : anciens textes védiques sacrés de l'Inde

Upaveda : sous-Véda

Vaidya : médecin ayurvédique

Vaishya : personne possédant des valeurs commerciales

Vamana : vomissement thérapeutique

Vata : Dosha de vent (air) et d'éther ; Vayu

Vayu : autre nom pour Vata, vent

Vedanga : branche des Védas

Vedas : livre de la connaissance qui présente la science spirituelle de la conscience

Vedanta : point culminant des Védas dans la philosophie de la réalisation du Soi

Vijnana : intelligence

Vikara : diversification, maladie

Vikriti : état de maladie, ou qui recouvre la nature

Vipaka : effet post digestif

Virechana : thérapie par la purge, toute action puissante de purification

Vishnu : sauveur cosmique

Virya : effet énergétique des plantes médicinales

Viveka : discernement
Vyana : mouvement diffuseur des cinq vayus

Yama : la purification intérieure, la conscience du
conditionnement
Yoga : pratiques psychologiques et physiques qui visent à la
connaissance de Soi ; union

Bibliographie

Ayurvéda / Textes Classiques en anglais :

Astanga Hrdayam, vols; I - III, trans. Murthy, Prof. K.R. Srikantha, Varanasi, India; Krishnadas Academy, 3rd ed. 1996
Caraka Samhitā, Dash, Dr. Bhagwan & Sharma, Dr. R.K., Varanasi, India; Chowkhamba Series Office, 1992, 7 vols.
Suśruta Samhitā, vols; I - III, trans. K.K. Bhishagratna, Varanasi, India; Chaukhamba Sanskrit Pratishthan, 1998- 2002
Madhava Nidhana, trans. Murthy, Prof. K.R. Srikantha, Varanasi, India; Chowkhamba Series Office, 2004
Bhāvaprakāśā, vols; I - II, trans. Murthy, Prof. K.R. Srikantha, Varanasi, India; Krishnadas Academy, 1998

Vaidya Atreya Smith

Ayurvéda / Textes Modernes en français :

Atreya, *Ayurvéda et Nutrition*, Éditions Turiya, 2011

Atreya, *Dravyaguna pour les Occidentaux*, Éditions Turiya, 2013

Atreya, *La Psychologie de la Transformation en Yoga*, Éditions Turiya, 2002

Atreya, *L'Ayurvéda pour les Femmes*, Éditions Turiya, 2007

Atreya, *Traité de Diététique Ayurvédique*, Éditions Turiya, 2004

Frawley, Dr David, *Yoga et Ayurvéda*, Éditions Turiya, 2002

Frawley, Dr David, *La Santé par L'Ayurvéda*, Éditions Turiya, 2003

Frawley, Dr David, et Dr Vasant Lad. *La divinité des plantes.* Editions Turiya, 2004.

Joshi, Dr Sunil V., *Ayurvéda et Panchakarma*, Éditions Turiya, 2009

Svoboda, Dr Robert, *Prakriti, Votre Constitution Ayurvédique*, Éditions Turiya, 2005

Pour les livres veuillez contacter :
InnerQuest Tél. 01 42 58 79 82
www.inner-quest.org/Livres_3.htm

Vaidya Atreya Smith

Index

À propos de l'auteur

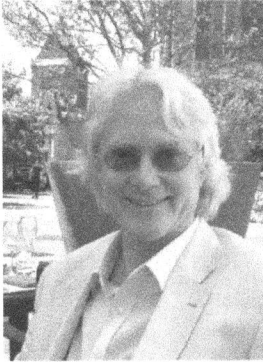

Vaidya Ātreya Smith est né en Californie en 1956. Il s'intéresse dès l'âge de 17 ans à l'étude des Upanishads et du Védanta. Cette passion grandissante le conduit en Inde où il vit de nombreuses années et où il choisit de consacrer sa vie au Védanta. Depuis 1987, il pratique les médecines alternatives dont l'Ayurvéda, continue d'étudier, enseigne et forme des praticiens à travers le monde. Il travaille avec des milliers de patients dans plusieurs pays. Il a obtenu son diplôme de biologie en 2003 et un master en Ayurveda en 2005. Diplômé en Āyurvéda aux Etats-Unis et en Inde, Ātreya enseigne les cours à l'European Institute of Vedic Studies qu'il a fondé en 1998 en Suisse. En 2005, ses professeurs de Vanarasi (Inde) lui ont décerné le titre de *Vaidya* ou docteur, étymologiquement : « celui qui connaît l'Āyurvéda ». Par ses travaux de recherche et d'enseignement, il souhaite permettre au plus grand nombre d'accéder à cette science et à cette pratique, tout en les adaptant au mode de vie occidental d'aujourd'hui. Il est herboriste professionnel et membre de plusieurs organisations réputées dont l'American Herbalist Guild. Expérimenté en Jyotish (astrologie védique), il est membre professionnel à vie de l'American College of Vedic Astrology.

Il est l'auteur de quinze livres sur l'Ayurvéda publiés à travers le monde et traduits en neuf langues. Il a aussi rédigé sept manuels pour les écoles d'Āyurvéda qui sont publiés en quatre langues.

www.atreya.com
www.eivs.org

Vaidya Ātreya Smith offre une formation d'Āyurveda sur trois niveaux ouverte à tous. La première partie du programme est enseignée par Vaidya Ātreya Smith en Suisse. Après avoir terminé cette première partie, les étudiants peuvent suivre le deuxième niveau qui consiste en trois semaines d'études cliniques avec le Dr Sunil V. Joshi en Inde, à Nagpur. Le troisième niveau se concentre sur le Dravyaguna. Pour toute information supplémentaire, consulter le site internet :

www.atreya.com
www.eivs.org

Pour les livres veuillez contacter :
InnerQuest
Tél. 01 42 58 79 82
www.inner-quest.org

www.ingramcontent.com/pod-product-compliance
Lightning Source LLC
Chambersburg PA
CBHW031810190326
41518CB00006B/272